# REDUCCIÓN DE ESTRÉS COMPLETA

Los Poderosos Métodos que te Ayudarán a Aliviar y Reducir los Niveles de Estrés Tóxicos en tu Vida

SOFRONIO YANES

**© Copyright 2022 – Sofronio Yanet - Todos los derechos reservados.**

Este documento está orientado a proporcionar información exacta y confiable con respecto al tema tratado. La publicación se vende con la idea de que el editor no tiene la obligación de prestar servicios oficialmente autorizados o de otro modo calificados. Si es necesario un consejo legal o profesional, se debe consultar con un individuo practicado en la profesión.

- Tomado de una Declaración de Principios que fue aceptada y aprobada por unanimidad por un Comité del Colegio de Abogados de Estados Unidos y un Comité de Editores y Asociaciones.

De ninguna manera es legal reproducir, duplicar o transmitir cualquier parte de este documento en forma electrónica o impresa.

La grabación de esta publicación está estrictamente prohibida y no se permite el almacenamiento de este documento a menos que cuente con el permiso por escrito del editor. Todos los derechos reservados.

La información provista en este documento es considerada veraz y coherente, en el sentido de que cualquier responsabilidad, en términos de falta de atención o de otro tipo, por el uso o abuso de cualquier política, proceso o dirección contenida en el mismo, es responsabilidad absoluta y exclusiva del lector receptor. Bajo ninguna circunstancia se responsabilizará legalmente al editor por cualquier reparación, daño o pérdida monetaria como consecuencia de la información contenida en este documento, ya sea directa o indirectamente.

Los autores respectivos poseen todos los derechos de autor que no pertenecen al editor.

La información contenida en este documento se ofrece únicamente con fines informativos, y es universal como tal. La presentación de la información se realiza sin contrato y sin ningún tipo de garantía endosada.

El uso de marcas comerciales en este documento carece de consentimiento, y la publicación de la marca comercial no tiene ni el permiso ni el respaldo del propietario de la misma.

Todas las marcas comerciales dentro de este libro se usan solo para fines de aclaración y pertenecen a sus propietarios, quienes no están relacionados con este documento.

# Índice

Introducción — vii

1. ¿Qué es el estrés? — 1
2. Reconocer lo que te estresa — 23
3. Lo que piensas es importante — 41
4. ¡Empecemos a controlar el estrés! — 67
5. Practicar el autocuidado — 109

Conclusión — 163

## Introducción

La vida es una batalla constante de estar encendidos y apagados, conectados y desconectados, sintiéndonos abrumados y fuera de control, corriendo de una tarea a otra, pero quedándonos continuamente atrás, complaciendo a los demás e ignorándonos a nosotros mismos, haciendo demasiado, pero sintiendo que no estamos haciendo lo suficiente. Y luego caer en la cama por la noche, sintiéndonos agotados, pero luchando por conciliar el sueño. Los pensamientos sobre el día que dejamos atrás y la voz de un cerebro sobre estimulado nos mantienen alerta y nos impiden encontrar la paz.

¿Te suena esto?

¿La sensación de agobio controla su vida?

Si es así, no es de extrañar que sufra de estrés crónico.

## Introducción

El verdadero estrés no es agradable. Puede agobiarte y convertir tu vida en una tarea más que en una alegría.

La mayoría de nosotros sueña con una vida sin estrés (quizás con una playa tropical y cócteles a la carta), pero aceptamos que no hay forma de eliminar el estrés de nuestras vidas.

Dondequiera que miremos, vemos el estrés. Está en todas partes. Y la mayoría de nosotros lo experimentamos con demasiada frecuencia.

El estrés se ha convertido en una pandemia mundial y sentirse estresado se está convirtiendo en un hecho de la vida y en uno de los principales asesinos de la sociedad actual.

El estrés no es algo que debamos tomar a la ligera. Si se deja que se agrave y crezca, puede volverse crónico y causar muchos problemas de salud. Algunos son más graves que otros, pero en el peor de los casos, el estrés puede ser incluso mortal.

Los estudios han demostrado que el 75% de los estadounidenses sufren niveles de estrés entre moderados y altos. Es decir, ¡tres cuartas partes de toda la población de Estados Unidos! Y no son sólo los estadounidenses los que sienten la presión; se ha informado de que:

-El 91% de los australianos se siente estresado por al menos un aspecto de su vida.

-El 86% de los trabajadores chinos ha sufrido estrés.

-450.000 trabajadores británicos creen que un alto nivel de estrés contribuye a su mala salud.

Nos sentimos constantemente estresados, permitiendo que esto controle nuestras relaciones, nuestra salud y nuestra vida en general.

Esto se debe en parte al ritmo y las presiones de la vida moderna, pero para la mayoría de las personas, sentirse perpetuamente estresado es el resultado de la falta de conocimiento sobre cómo gestionar con éxito sus niveles de estrés.

Si sigues mis consejos y aplicas todas las lecciones de este libro a tu vida diaria, te convertirás en un profesional de la gestión del estrés.

Cuando termine de leer este libro, aprenderá a practicar la atención plena y a disfrutar de sus beneficios. También desarrollarás una mentalidad positiva y aprenderás muchas formas diferentes de aliviar el estrés en menos de 60 segundos.

Las estrategias que comparto en este libro son las que enseño regularmente a mis clientes. Aprender estos métodos te ayudará a reconocer tus factores de estrés y a entender qué (y cómo) debes modificar, adaptar o aceptar. Esto te permitirá crear una mentalidad positiva que te ayudará a cambiar tu forma de sentir y reaccionar ante el estrés.

## Introducción

Este libro también le hablará de las mejores estrategias para eliminar los pensamientos negativos y le mostrará una serie de técnicas para gestionar mejor su estrés. Después de aprender y aplicar estos métodos, estarás bien equipado para cuidarte, ya sea a nivel físico, social, mental, espiritual o emocional.

Por último, si sigue la guía de este libro, encontrará que la vida es mucho más divertida y satisfactoria. Sentirá como si el peso que ha estado cargando durante tanto tiempo desapareciera de repente, y afrontará cada mañana con entusiasmo en lugar de con temor.

Mi objetivo es ayudarte a que te sientas más seguro de ti mismo a la hora de afrontar por fin el estrés que parece estar siempre presente en tu vida.

Con este libro, podrás respirar profundamente, luego exhalar el estrés y mirar hacia un futuro más feliz, más sano y más positivo.

Empecemos, ¿de acuerdo?

# 1

## ¿Qué es el estrés?

El estrés está en todas partes, y ciertamente lo reconocemos cuando nos encontramos con él, pero no siempre podemos determinar con precisión de qué se trata.

¿Por qué nos sentimos estresados? ¿Es una señal de que funcionamos mal? En cierto modo, es lo contrario. El estrés es una función biológica fundamental que desarrollamos mucho antes de convertirnos en humanos. Aunque el estrés ha sido una constante a lo largo de la evolución y la historia de la humanidad, no ha sido hasta el siglo XX cuando hemos reconocido su naturaleza. Esto se debe en parte a los inmensos avances realizados en la comprensión de la psicología y la fisiología humanas. Sin embargo, el fenómeno del estrés como problema importante también ha sido un desarrollo relativamente reciente, y eso es porque la respuesta ya no se ajusta a la vida que llevamos.

· · ·

El estrés es una función evolutiva esencial, y si los humanos primitivos no fueran capaces de reconocerlo, probablemente usted y yo no estaríamos aquí ahora.

Enfrentarse a una situación de peligro dispara nuestros niveles de adrenalina y crea una serie de cambios fisiológicos en el cuerpo. Este cambio permitía a nuestros antepasados correr más rápido o luchar con más fuerza cuando se enfrentaban a un animal peligroso, y, en cualquier caso, les daba más posibilidades de sobrevivir. Sin la respuesta de lucha o huida, simplemente no sobrevivirían.

El acto de luchar o correr quemaba el exceso de adrenalina, lo que permitía que las hormonas del cuerpo volvieran a un nivel más equilibrado cuando terminaba el peligro, dejando al individuo exhausto, pero libre de la fuente original de estrés.

Hoy, sin embargo, la vida ha cambiado considerablemente y la mayoría de nosotros no experimentamos auténticos peligros de este tipo. En cambio, nos encontramos con situaciones como los desplazamientos diarios en hora punta o la preparación de reuniones o exámenes importantes. Cuando nos enfrentamos a este tipo de problemas, la parte primitiva de nuestro cerebro los identifica como amenazas. Entramos automáticamente en el modo de lucha o huida sin tener ninguna posibilidad de quemar el exceso de adrenalina en el cuerpo.

El problema es que muchas personas, en un mundo saturado y ajetreado, se encuentran con estos pseudopeligros a diario.

Incluso tener una gran carga de trabajo puede desencadenar una reacción de lucha o huida, que puede dejarnos permanentemente cansados y al límite, lo que puede provocar una gran variedad de problemas físicos y psicológicos.

Hay ciertas cosas en la vida que sabemos que existen, y sabemos cómo se sienten hasta cierto punto, pero no siempre está claro qué son y qué las causa. El estrés es una de esas cosas.

Todo el mundo experimenta estrés. Quizá te sientas estresado ahora mismo, pero ¿sabes qué es?

El estrés no es sólo una sensación; es un proceso que abarca una serie de acciones dentro del cuerpo.

. . .

El primer paso para gestionar el estrés es entenderlo. Cuando sabes lo que es y lo que lo causa, puedes manejarlo mucho mejor.

En este capítulo veremos qué es y qué no es el estrés y desmentiremos algunos mitos y conceptos erróneos comunes.

También aprenderás sobre los diferentes tipos de estrés y por qué pueden aparecer. Pero primero, veamos qué es el estrés y cómo reaccionamos ante él.

La respuesta al estrés explicada

En la época de los grandes depredadores y las frecuentes catástrofes naturales, los cazadores- recolectores tenían que luchar por su vida casi a diario. Había amenazas a la vuelta de cada esquina, y sus cerebros se convirtieron en expertos en reconocer situaciones peligrosas para mantenerse a salvo. Cada vez que veían un peligro, ya fuera algo que habían experimentado antes o algo nuevo y desconocido, pero potencialmente peligroso, su cerebro entraba en estado de alerta.

Esto sigue siendo así para todos nosotros hoy en día.

. . .

El cerebro humano es como una máquina. Es excepcionalmente complejo, pero no se ha desarrollado mucho desde aquellos días primitivos. El cerebro cree que todo lo que fue una amenaza en el pasado sigue siendo una amenaza, y que todo lo que no fue bien en el pasado siempre irá mal. Aunque esto pueda parecer increíblemente inconveniente y autodestructivo, lo que el cerebro está haciendo en realidad es tratar de protegerle del peligro. Y para ello, pone en marcha la respuesta al estrés.

En otras palabras, el estrés es una respuesta biológica normal a un encuentro potencialmente peligroso. Aunque es útil si el encuentro es realmente peligroso, no lo es tanto si te engaña.

Permítanme explicar esto con más detalle.

Cuando el cerebro reconoce algo como una amenaza, reaccionamos a la defensiva entrando en una respuesta de "lucha o huida". O luchamos contra la amenaza o huimos de ella y huimos.

Nuestro cuerpo reacciona al estrés liberando hormonas que nos empujan a actuar: las principales son la adrenalina y el cortisol.

. . .

La adrenalina actúa a corto plazo y nos da energía. Por eso, durante los acontecimientos estresantes, puedes notar que tu corazón late más rápido, tu respiración se vuelve superficial y tienes una sensación de urgencia.

Por otro lado, el cortisol suele denominarse "hormona del estrés" y actúa a largo plazo. Cuando el cuerpo libera cortisol, afecta al ritmo cardíaco y a la presión arterial. Esto hace que nos preparemos para luchar o huir.

Una vez que la amenaza ha terminado (por ejemplo, has luchado con éxito o has huido de ella), estos niveles hormonales vuelven a la normalidad. Sin embargo, el cerebro no es muy bueno para reconocer las amenazas reales de las situaciones que no son peligrosas para nosotros. Como resultado, el cuerpo se mantiene en un estado constante de alta alerta, lo que conduce a un estrés crónico.

Es importante recordar que el estrés es la respuesta humana normal a una situación de peligro, pero sólo cuando la amenaza es real. No es una condición en sí misma, sino que es simplemente una respuesta.

El estrés crónico es algo que la mayoría de nosotros experimentamos y puede ser extremadamente malo para nosotros. Cuando lo ignoramos y dejamos que crezca, puede ser peligroso para nuestra salud. Puede afectar a nuestro corazón, a nuestro sueño, a nuestro apetito, a nuestro estado de ánimo y causar muchas afecciones que ponen en peligro nuestra vida. Por supuesto, cuando se aprende a manejar el estrés, utilizando las técnicas que comento a lo largo de este libro, se puede reducir el estrés crónico, mejorando así la salud y el bienestar.

Mitos sobre el estrés desmontados

Se habla mucho del estrés. Pero hay muchas falsas creencias en torno a él. En esta sección se hablará de lo que hay que saber para desmentir algunos mitos en torno a esta palabra.

He aquí los conceptos erróneos más comunes sobre el estrés:

1.El estrés es malo, siempre.
    No necesariamente. Por supuesto, cuando el estrés te chupa la vida y te provoca preocupación y pánico, no es algo bueno.

Sin embargo, una pequeña cantidad de estrés, cuando es necesario, puede ser un gran motivador.

. . .

Voy a hablar de esto con más detalle más adelante, pero por ahora, recuerda que el estrés en algunas situaciones puede ser algo bueno. Como ya he comentado, es una respuesta biológica para mantenerte a salvo: si la amenaza que tu cerebro ha identificado es real, ¡el estrés podría salvarte la vida!

2. El estrés es igual para todos

El estrés es diferente para cada uno de nosotros. No es algo que podamos ver; es algo que sentimos. Como cada persona experimenta estas sensaciones de forma diferente, el estrés no puede sentirse igual. Puedes decir: "Esto se siente un poco así", pero "esto" puede ser diferente para otras personas.

El estrés es algo personal, y deberías probar varias estrategias para gestionar tu estrés y encontrar los métodos que mejor te funcionen. Más adelante compartiré diferentes estrategias.

Asegúrate de tomar notas y poner en práctica lo que has aprendido.

3. Si no tienes síntomas comunes de estrés, no estás estresado

Es totalmente posible estar estresado y no ser consciente de la situación. Algunas personas toman una medicación concreta que enmascara los síntomas físicos o mentales de su estrés. Por lo tanto, es posible que no sepan que sus niveles de cortisol son elevados.

También es importante recordar que, aunque el estrés es una forma de dolor psicológico, a menudo nos afecta física y emocionalmente. Muchas personas no ven en el estrés una razón para la tensión física o emocional que sienten, y los síntomas de estrés que experimentan podrían confundirse fácilmente con otra cosa.

4.No se puede hacer nada contra el estrés ¡Esto no es cierto! Hay muchas maneras de controlar y reducir el estrés.
el estrés que sientes, pero tienes que estar abierto a probar diferentes estrategias para encontrar la más adecuada para ti. No tienes que vivir con el estrés, hay muchas cosas que puedes hacer, y la buena noticia es que puedes empezar hoy mismo.

5.Existe una única vía para gestionar el estrés.
De nuevo, esto no es correcto. Hay muchas estrategias diferentes para gestionar el estrés. La ruta que elijas seguir puede ir por un camino holístico o natural. Selecciona el método que más te convenga. Siempre es bueno probar algunas estrategias y utilizarlas de forma rotativa cuando sientas la necesidad. El hecho de que una forma concreta se considere popular y la utilicen varios de tus amigos, no signi-

fica que vaya a ser super eficaz para ti. Tal vez obtengas un beneficio considerable con un método que otros no valoran demasiado. Sin embargo, es una cuestión de elección personal, y ciertamente hay más de una manera de manejar el estrés.

Los tres tipos principales de estrés

¿Qué es el estrés y cuáles son los tres tipos de estrés?

Una de las definiciones de estrés en el diccionario de Oxford es: "Estado de esfuerzo o tensión mental resultante de circunstancias adversas o exigentes".

Un famoso dramaturgo irlandés, George Bernard Shaw, nacido en el siglo XIX, dijo que "la gente se apega a su carga a veces más que las cargas a ellos". Me he dado cuenta de que esto es cierto. Una vez que nos apegamos a una carga, también nos apegamos a la tensión mental asociada. La incapacidad de desprenderse de la carga es lo que a menudo conduce al estrés severo.

Ahora, quiero presentarles tres tipos diferentes de estrés.

. . .

Es importante entender los tres para poder gestionar el estrés de forma más eficaz. Cada tipo de estrés puede responder mejor a una estrategia diferente, y a lo largo de tu vida es probable que experimentes más de un tipo de estrés.

Exploremos esto con un poco más de detalle. Los tres tipos de estrés de los que hablo son el estrés agudo, el estrés agudo episódico y el estrés crónico.

Estrés agudo

Se trata de una reacción "en el momento". Describe una respuesta inmediata a un acontecimiento increíblemente estresante. Ocurre cuando el cerebro percibe el peligro y se inicia la respuesta al estrés. Una vez eliminada la amenaza, el estrés agudo se disipa y desaparece. El estrés agudo leve puede ser beneficioso, ya que puede motivarnos y darnos energía.

Estrés agudo episódico

Este tipo de estrés no es saludable. Describe la aparición regular de estrés agudo. Un individuo con un trabajo de alta presión puede experimentar un estrés agudo episódico, pero también puede ocurrirle a alguien que vive con ansiedad.

En el mundo actual, muchas personas viven con una preocupación constante. Piensan demasiado, se sienten ansiosos por el presente y les preocupa el futuro. Como resultado, los síntomas físicos del estrés se vuelven regulares y más pronunciados. Con el tiempo, el estrés agudo episódico puede llegar a ser muy perjudicial para nuestra salud.

Estrés crónico

Se trata de un tipo de estrés que experimentamos durante un periodo de tiempo prolongado. Durante un periodo de estrés crónico, el nivel de cortisol en el cuerpo es alto. Tener un nivel excesivo de cortisol durante un periodo prolongado puede ser extremadamente perjudicial para la salud física, emocional y mental. Durante el estrés crónico, la amenaza que el cerebro percibe es una falsa amenaza, y por lo tanto nunca puede ser superada. Los niveles hormonales no vuelven a su nivel normal, y la respuesta al estrés continúa en pleno apogeo.

El estrés crónico es uno de los motivos más comunes para ausentarse del trabajo y uno de los principales responsables de la depresión y la ansiedad, las enfermedades cardíacas, los dolores de cabeza habituales y los problemas digestivos. Si no se trata, puede ser mortal.

. . .

¿Puede el estrés ser algo bueno?

Hasta ahora he pintado el estrés de forma bastante negativa, ¿no es así? Ahora quiero destacar los aspectos positivos del estrés.

Es importante saber que el estrés a veces puede ser beneficioso para nosotros. Como ya he mencionado, el estrés nos alerta de las amenazas y nos mantiene a salvo. Cuando nos enfrentamos a un peligro, nos ayuda a huir de la situación o a quedarnos y luchar. Por lo tanto, el estrés nos protege y nos ayuda a mantenernos vivos en este tipo de situaciones. Este es uno de los beneficios más importantes que obtenemos del estrés.

Otra ventaja es que el estrés puede ser un gran motivador.

¿Cuántas veces has tenido que terminar una tarea o un proyecto, ya sea en el trabajo, la escuela o la universidad? El plazo se acercaba y eras consciente de las consecuencias de no cumplirlo. En esos momentos experimentabas un estrés natural que te permitía concentrar tu energía en el proyecto y aumentar tu rendimiento. Esto te hizo seguir adelante y te ayudó a conseguir tu objetivo.

El estrés en esta situación es bienvenido. Actúa como un

gran impulso de motivación y te ayuda a conseguir un resultado positivo.

El estrés también puede mejorar el rendimiento deportivo, haciendo que te sientas más alerta, ayudándote a concentrarte y animándote a ser más fuerte y rápido.

Cuando el estrés actúa como una reacción a corto plazo que conduce a un resultado positivo, puede resultar casi excitante y emocionante, sobre todo cuando se consigue un objetivo o se cumple un plazo, como en el ejemplo que acabo de mencionar, y se experimenta una enorme oleada de alivio y orgullo.

Por supuesto, en su mayor parte, el estrés es malo. El estrés a largo plazo es especialmente perjudicial. Puede alterar tu salud mental y física, provocar preocupaciones y crear ansiedad.

Deberías ser capaz de distinguir la diferencia entre el estrés bueno y el malo por la forma en que te sientes. Un buen tipo de estrés puede aumentar la motivación, e incluso salvar tu vida cuando te enfrentas a una situación realmente amenazante. Pero el tipo de estrés malo puede hacer que te sientas atascado, cansado y enfermo, creando un problema a largo plazo.

. . .

Las principales causas del estrés

El estrés tiene muchas causas. Es importante ser consciente de ellas y tratar de evitar las situaciones que pueden contribuir al estrés a largo plazo. Como he mencionado antes, cada persona es diferente. Eso significa que tus desencadenantes de estrés particulares pueden ser diferentes de los de las personas que te rodean. Sin embargo, algunos factores de estrés son más comunes que otros, y es importante ser consciente de ellos.

Saber cuáles son te ayudará a entender cuándo puedes estar en una situación que podría conllevar un riesgo de estrés importante que podría afectarte negativamente, como la preparación de un examen.

Aquí intervienen dos factores concretos: el externo y el interno. Veremos el estrés interno con más detalle en el próximo capítulo, pero por ahora vamos a centrarnos en algunos de los factores que más probablemente te causen estrés.

Factores externos que pueden causar estrés:
　-Problemas de relación

-Problemas de salud

-Tareas diarias que no le gustan o le resultan difíciles, lo que le lleva a procrastinar

-Pérdida de un ser querido

-Problemas laborales, como pasar muchas horas en el trabajo, demasiada responsabilidad, conflictos en el trabajo, carga de trabajo desigual, acoso laboral, mala gestión

-Problemas de dinero, como dificultades para pagar las facturas o no tener suficientes ahorros

-Condiciones de vida, incluyendo el traslado a una nueva casa, problemas en su hogar o vivir en un ambiente de hacinamiento

Factores internos que pueden causar estrés:

-Incertidumbre

-Tener miedo de algo

-Sentirse enfadado

-Estar abrumado o sentir que no se tiene control sobre algo

-Su actitud y percepción de una situación concreta

-Perfeccionismo y expectativas irreales

-Cualquier cosa que requiera cualquier forma de cambio

Algunos de los factores externos más comunes que causan estrés son las mudanzas, los problemas de dinero, el trabajo y los problemas de pareja.

Sin embargo, desde una perspectiva interna, el miedo a lo desconocido o a enfrentarse a cualquier tipo de cambio es un factor de estrés masivo. Como dijo el famoso autor estadounidense Robert Greene, "la necesidad de certeza es la mayor enfermedad a la que se enfrenta la mente". Ansiamos la certeza, y el miedo a no saber nos produce estrés e inseguridad.

El perfeccionismo y tener expectativas poco realistas sobre nosotros mismos, o sobre las situaciones, también puede provocar un estrés que nos afecte negativamente.

¿Es usted culpable de apuntar demasiado alto? Se nos dice que debemos alcanzar las estrellas, pero a veces eso provoca una presión excesiva que se traduce en estrés.

Nuestras creencias y percepción siempre influyen en la forma en que nos sentimos, y cualquier situación a la que nos enfrentemos puede hacernos sentir tranquilos y seguros, o puede llevarnos a otro extremo, creando sentimientos de incertidumbre, miedo o rabia.

Algunas personas pasan años persiguiendo objetivos que han creado en su propia mente, y muchos individuos pasan gran parte de su vida lamentándose por la vida que nunca tuvieron.

. . .

Esto puede acarrear un sentimiento de pérdida y estrés que les resulta muy difícil de controlar.

Es posible que puedas identificar inmediatamente tus factores desencadenantes internos y externos a partir de la lista de esta sección. Si no es el caso, te sugiero que te tomes un tiempo para identificar tus principales factores de estrés antes de seguir con este libro.

¿Cómo se siente el estrés y cómo le afecta?

Ahora ya sabes qué es el estrés y qué lo provoca, pero ¿qué se siente y cómo puede afectarte? Exploremos esto.

El estrés es diferente para cada uno de nosotros. Para algunas personas es como un ataque de pánico, y para otras es una sensación constante de temor.

Sin embargo, el estrés puede tener un gran impacto en su comportamiento, ya que afecta a su salud emocional, mental y física.

A continuación, hablaré de cuatro aspectos de la salud que pueden verse afectados por los altos niveles de estrés. Entre ellos se encuentran los siguientes:

-Aspecto psicológico: el estrés dificulta la atención y la concentración, creando un sentimiento de duda y procrastinación. Le resultará más difícil completar las tareas cuanto más las posponga. Las fechas de entrega pueden empezar a verse, lo que agrava el estrés que sientes. El estrés suele describirse como una sensación de sobrecarga y descontrol, y de incapacidad para concentrarse en una cosa durante mucho tiempo.

-Aspecto emocional - Los elementos emocionales del estrés pueden ser muy variados. Es posible que estés irritable y que te enfades fácilmente con los que te rodean. Es posible que tu estado de ánimo sufra altibajos, a veces de forma bastante salvaje, y que siempre estés ansioso o frustrado. En este caso, el estrés puede hacerte sentir que no controlas tus emociones.

-Aspecto físico - El estrés tiene una serie de manifestaciones físicas, que pueden variar de una persona a otra. Sería difícil escribir una lista exhaustiva de los síntomas físicos instigados o exacerbados por el estrés, pero algunas de las dolencias físicas más comunes son el aumento de la presión arterial (hipertensión), un cambio en el ritmo cardíaco, la falta de apetito seguida de una sensación de hambre extrema y problemas digestivos como indigestión o diarrea. Las palpitaciones del corazón también son muy comunes en las personas que sufren de estrés.

-Aspecto conductual - Una persona que sufre de estrés a menudo se esconde de los demás y trata de lidiar con los problemas a solas.

Puede que esto no se aplique a usted, pero es un patrón

de comportamiento común para las personas que sufren de estrés.

Esto puede provocar ansiedad, depresión, autoaislamiento y patrones de sueño erráticos.

Observar las causas del estrés y explorar cómo puede dictar tu vida es el punto de partida para aprender sobre tu comportamiento. Ser capaz de identificar los factores que están causando tu estrés es clave.

Esta toma de conciencia te ayudará a entender cómo reaccionas ante los acontecimientos estresantes y, como resultado, podrás gestionar mejor tu estrés y liberarte de sus pesados grilletes.

Tarea de fin de capítulo

Al final de cada capítulo, hay una Tarea de Fin de Capítulo.

Aquí encontrará ejercicios y tareas escritas relacionadas con el estrés para apoyar su aprendizaje, ayudándole a comprender cómo le afecta el estrés. Estas tareas también le animarán a poner en práctica las técnicas de gestión del estrés que se tratan en este libro para gestionar con éxito su estrés.

Ahora, en la tarea de este capítulo, voy a hacer preguntas para crear conciencia y ayudarte a entender el impacto del estrés en tu cuerpo y en tu vida en general. Quiero que vayas al cuaderno de trabajo y respondas a las siguientes preguntas:

-¿Cuál es su nivel de estrés actual del 1 al 10?

-Piensa en todos los síntomas físicos que padeces y que podrían estar relacionados con el estrés. (Acude a la lista de factores internos y externos comentada en este capítulo para recordar los factores más comunes relacionados con el estrés que podrían estar influyendo en tu estado de ánimo). Anota tus respuestas.

-Nombra las áreas de tu vida que se ven afectadas por un alto nivel de estrés.

-¿Cómo afecta el estrés a tus relaciones?

En el cuaderno de trabajo encontrarás algunas preguntas y herramientas adicionales que te ayudarán en este proceso. Y si aún no lo has hecho, te aconsejo que descargues ahora tu cuaderno de trabajo y completes la tarea de este capítulo antes de seguir adelante.

Puntos clave

-El estrés es una función biológica fundamental.

-Cuando el cerebro reconoce algo como una amenaza,

reaccionamos a la defensiva entrando en modo "lucha o huida".

-Hay dos hormonas del estrés que el cuerpo produce como reacción a los acontecimientos estresantes: la adrenalina y el cortisol.

-El estrés puede ser bueno o malo.

-Hay tres tipos de estrés: agudo, agudo episódico y crónico.


El estrés agudo leve puede ser beneficioso, mientras que el estrés agudo episódico y el estrés crónico son peligrosos para la salud.

-Hay causas internas y externas de estrés. Afectan a tus comportamientos y a tu salud psicológica, emocional y física.

-Identificar las causas de su estrés puede ayudarle a comprender los efectos del mismo en su cuerpo y en su salud emocional y mental.

2

# Reconocer lo que te estresa

En el capítulo anterior, se te presentaron los diferentes tipos de estrés y sus causas. Ahora es el momento de empezar a profundizar en tu perfil de estrés particular.

Empecemos con una pregunta: ¿Considera que está estresado?

Cuando la gente habla de estrés, se centra principalmente en los principales factores de estrés de la vida, como una mudanza, una ruptura de la relación, la espera de un nuevo hijo, una enfermedad crónica, etc. Sin embargo, mucha gente se olvida de tener en cuenta innumerables factores de estrés menores, como llegar tarde al trabajo o desplazarse en el tráfico de forma habitual. Estos factores de estrés quedan fuera de los acontecimientos significativos. Pero si los sumas, te darás cuenta de lo poderosos que son y del enorme impacto que tienen en tu bienestar al experimentarlos día tras día.

La mayoría de nosotros vivimos continuamente a merced de la respuesta de lucha o huida, debido al estilo de vida moderno, sin ser conscientes de que sufrimos de estrés crónico y de los daños a la salud causados por él. Por lo tanto, en este capítulo, quiero ayudarte a observar los efectos psicológicos y físicos del estrés en tu salud y en tu vida en general. Esto te ayudará a entender por qué te sientes como lo haces, permitiéndote hacer un cambio y crear una diferencia significativa.

¿Cómo de estresado estás realmente?

En esta sección, quiero que eches un vistazo a la lista de comprobación del estrés. Esto te dará una idea de tu nivel de estrés. A partir de ahí, se te invitará a examinar los aspectos específicos de tus circunstancias particulares y a adaptar y poner en práctica las estrategias de las que hablo a lo largo del libro.

Esta lista de comprobación describirá una serie de síntomas relacionados con el estrés. Una vez que haya repasado la lista, vaya al Cuaderno de Trabajo de la Estrategia contra el Estrés para completar este ejercicio. Se le animará a que escriba los síntomas que le resuenan y a que destaque todos los síntomas que afectan significativamente a su vida. Esto te ayudará a reconocer el impacto del estrés en tu salud y en tu vida en general.

Síntomas de naturaleza física:
 -Dolor y tensión muscular
 -Dolores de cabeza
 -Dolor en el cuello y los hombros
 -Dolor de espalda (no relacionado con un problema habitual)
 -Espasmos o calambres musculares
 Tensión en la mandíbula o rechinar de dientes con frecuencia Dolores generales (no relacionados con un problema habitual)
 Nerviosismo que afecta al estómago
 -Nausea
 -Dolor de pecho
 -Problemas con el sueño
 -Sentirse con poca energía
 -Frío en los pies o en las manos
 -Sensación de presión u opresión en la cabeza Presión arterial alta
 -Diarrea
 -Estreñimiento
 -Erupciones u otros problemas de la piel (no relacionados con un problema habitual)
 -Aumento de las alergias
 -Beber más

- Bloqueo o calambres estomacales

Latidos rápidos del corazón/palpitaciones incluso cuando está descansando Dolores de estómago regulares

- Comer demasiado
- Pérdida de apetito
- Cogiendo regularmente resfriados
- Infecciones frecuentes
- Sudar en exceso
- Cambios en su peso
- Fatiga
- Suele recurrir a la alimentación emocional
- Sonido en los oídos
- Síntomas de naturaleza psicológica:
- Bajo estado de ánimo o cambios de humor
- Depresión
- Sentir una pérdida de control Ansiedad
- Pérdida de confianza
- Falta de motivación
- Sentirse temeroso sin una razón real Sentirse confuso o distanciado Actuar de forma impulsiva
- Olvidar las cosas con facilidad Sentirse abrumado
- Sentirse enfadado
- No ser capaz de reducir la velocidad Deterioro del juicio
- Sentirse solo
- Cuestiones de relación
- Sentirse infeliz en el trabajo
- Incapacidad de concentrarse o enfocar la atención Sentirse irritable o irritable por muy poca razón Sentirse inquieto

-Sentirse bajo presión
-Duelo
-Tomar decisiones precipitadas
-Sentirse regularmente aburrido o insatisfecho Preocupación regular
-Sentirse culpable
-Llorar sin motivo real
-Pérdida de deseo sexual
-Experimentar pesadillas
-Sentimiento negativo

- ¿Cuántos de los síntomas has destacado?

-Si destacó entre 0 y 7 síntomas, tiene un nivel bajo de estrés.

-Si destacó entre 8-14 síntomas, tiene una cantidad moderada de estrés.

-Si destacó entre 15 y 21 síntomas, tiene una alta cantidad de estrés.

-Si ha destacado 22 síntomas o más, tiene un nivel de estrés muy alto.

La mayoría de estos síntomas pueden estar causados por diversos factores, desde enfermedades crónicas hasta la depresión. Por otro lado, pueden ser igualmente experimentados por niveles prolongados de estrés.

. . .

Si padece 15 o más síntomas de los que se muestran en la lista de comprobación, le sugiero que se fije en las siguientes áreas para ayudarle a entender la razón de sus síntomas.

1.Tus hábitos habituales: ¿tiendes a dejar las cosas para el último momento? ¿Procrastina y luego le entra el pánico cuando el tiempo apremia? No son grandes factores de estrés en sí mismos, pero son hábitos que pueden provocar estrés. ¿Se te ocurre algún otro hábito que te provoque estrés? Escriba sus respuestas en el Cuaderno de Trabajo de Estrategias contra el Estrés. La toma de conciencia puede desencadenar cambios en tu comportamiento.

2.Tu actitud en general - La mayoría de la gente asume que el estrés es una parte habitual de la vida, y que debemos aprender a vivir con él. Como ya hemos comentado, el estrés puede ser útil en determinadas circunstancias, pero no es aconsejable vivir con él continuamente. Si tu actitud es que el estrés es una parte normal y esperada de la vida, puede que estés invitando inconscientemente al estrés a tu vida incluso cuando no hay nada por lo que estresarse.

3.Culpar a los demás - ¿Culpas a todos y a todo lo demás en tu vida por las cosas que no van bien o por los errores que se cometen? ¿Raramente asumes la responsabilidad de tu propio comportamiento? ¿Ve el fracaso y los problemas como algo inevitable? Pensar de esta manera puede crear un proceso de pensamiento que puede hacer que el estrés se sienta fácilmente en su mente.

. . .

Como puede ver, hacer frente a los grandes acontecimientos de la vida no es siempre la causa principal del estrés, como cree la mayoría de la gente. A menudo se trata de una acumulación de pequeños factores de estrés que experimentas a diario, y tu proceso de pensamiento podría ser uno de los principales desencadenantes. Los factores estresantes que experimentas a diario a menudo se cuelan sin que te des cuenta y acampan en tu mente. Como resultado, el estrés se convierte en una parte "normal" de tu vida, acumulándose hasta niveles poco saludables y creando diversos problemas de salud y otras cuestiones.

El valor de un diario sobre el estrés

Entiendo que identificar los pequeños factores de estrés puede ser difícil. Una buena forma de controlarlo es llevar un diario de estrés.

A muchos de mis clientes les resulta muy útil llevar un diario.

Les ayuda a enfrentarse a diversas situaciones y problemas de la vida.

Llevar un diario también es beneficioso para identificar el estrés habitual y ver los patrones y temas comunes.

Yo mismo soy un gran aficionado a llevar un diario. A menudo pone de relieve lo que quiero en la vida. Me ayuda a reconocer los problemas y a determinar la causa de mi estrés.

Llevar un diario sobre el estrés puede ayudar a identificar cosas que no son tan obvias pero que le afectan negativamente y le causan estrés. Después de un par de semanas de llevar un diario, podrás desenterrar problemas que antes no podías identificar.

Cuando lleves un diario, te sugiero que te centres en los acontecimientos y en los sentimientos. Un acontecimiento puede ser cualquier cosa, desde una discusión con tu pareja hasta llegar tarde al trabajo. Al hacerlo, describe tu estado físico, emocional y mental antes del suceso, durante y después.

También es importante decir qué hiciste para sentirte mejor.

. . .

Cuanto más escribas, más información tendrás, lo que te ayudará a conocer tus factores de estrés y sus efectos en tu vida.

No hay una forma correcta o incorrecta de escribir un diario.

Es algo personal, y debes determinar el mejor enfoque que quieres adoptar al registrar la información. Puedes decidir escribirlo en tu cuaderno o en tu teléfono. Puedes escribir frases cortas, párrafos largos, utilizar sólo palabras clave o combinarlas todas.

Los mecanismos de afrontamiento del estrés pueden ser saludables o insanos. Si escribes lo que has hecho después y cómo te ha hecho sentir, podrás averiguar si estás utilizando mecanismos de afrontamiento que son buenos para ti o si te basas en estrategias poco saludables que no te sirven. He aquí algunos ejemplos: ¿Te emborrachaste después de un acontecimiento estresante o te diste un atracón de comida reconfortante? Tal vez hayas optado por alternativas más sanas, como darte un baño caliente, salir a correr o charlar por teléfono con un amigo y hablar de tu problema. ¿Cómo te has sentido después? ¿Te has sentido mejor o peor?

Como puedes ver, hay métodos saludables y no saludables.

. . .

Llevando un diario, podrás reconocer si tus mecanismos habituales de afrontamiento pertenecen a una categoría sana o insana.

Debes darle tiempo a tu diario para que se desarrolle. No notarás patrones en poco tiempo; por lo tanto, te sugiero que esperes al menos una semana antes de empezar a revisarlo y explorar tus patrones habituales. El tiempo ideal para llevar un diario sobre el estrés sería de dos semanas.

Cuando leas tu diario, puedes coger un bolígrafo y un papel y garabatear cualquier nota que te llame la atención, o puedes escribirla en el cuaderno de trabajo. En el cuaderno hay un apartado destinado a este tipo de actividades.

Anota cualquier cosa que te produzca ansiedad con regularidad, que parezca un patrón o un hecho habitual.

Asegúrate de buscar cualquier cosa que pueda estar formando una serie de pistas sobre tus factores de estrés y sobre cómo los afrontas habitualmente.

. . .

Anote los sentimientos comunes que parecen producirse con frecuencia, como sentirse muy decaído y luego eufórico, o sentir náuseas o dolores de cabeza con regularidad.

Los patrones que veas en tu diario te darán pistas importantes sobre tu comportamiento. Esta información te ayudará a entenderlo y a cambiarlo.

¿Evitar, reducir o reformular?

Una vez que sepas cuáles son tus factores de estrés, tienes tres opciones.

Puedes evitarlos por completo, trabajar para reducirlos o cambiar la forma en que los percibes utilizando la técnica del reencuadre.

Más adelante en este libro, hablaré de estas tres estrategias con más detalle, y también aprenderás cómo pueden ayudarte a lidiar con tus factores de estrés. Pero ahora mismo, describiré brevemente cada una de ellas para que te hagas una idea de cómo puede afectar cada opción a tu vida:

. . .

Método de evitación

Evitar las situaciones que le causan estrés puede parecer una opción fácil en algunos casos. Probablemente te sentirás mejor al hacerlo, pero en realidad no estás tratando el problema; simplemente lo estás enmascarando. Evitar no es siempre la mejor opción, pero puede ser útil en algunos casos.

Método de reducción

Para reducir los factores de estrés, tienes que centrarte en cambiar tu comportamiento. Por ejemplo, es posible que dejes las cosas para más tarde y que sólo te ocupes de ellas cuando tengas poco tiempo. Si esto le causa mucho estrés, debe centrarse en reducir la causa de su estrés e intentar cambiar su comportamiento. Esto podría incluir la planificación y la gestión del tiempo, entre otras cosas. También puedes intentar adoptar una mentalidad de autocompasión durante los momentos de estrés y elegir una opción que incluya el autocuidado en lugar del castigo.

Los comportamientos de castigo incluyen recurrir al alcohol, comer en exceso o utilizar otra forma de auto abuso.

. . .

Método de reencuadre

La última opción es replantear el factor de estrés en tu mente. Reencuadrar significa cambiar la perspectiva de la situación concreta y verla como un reto en el que puedes trabajar, en lugar de experimentarla como una amenaza. Esto puede llevar tiempo, pero puede ayudarte a superar positivamente tu fuente de estrés.

De nuevo, hablaré de estas estrategias con más detalle más adelante, pero por ahora, simplemente piensa en aquella hacia la que gravitarías naturalmente. Intenta establecer si el método que utilizas te ayuda a reducir tu estrés o lo dificulta.

¿Te estresas?

¿Sabías que tu percepción de las situaciones puede determinar tus niveles de estrés?

La forma en que percibes cualquier situación en la vida puede tener un enorme impacto en cómo reaccionas a ella, en cómo te estresas y en cómo te afecta toda esta experiencia. Tu estrés está siempre a merced de tu percepción de la situación y de tu reacción ante ella. Es importante recordar que no siempre puedes controlar tu entorno y las circunstancias de tu vida, pero siempre puedes controlar cómo reaccionas a tus experiencias, buenas o malas.

El método de reencuadre, que mencioné en la sección anterior, podría ser útil para aplicarlo cuando tu percepción te haga sentir estresado. Provocar el estrés sobre uno mismo no es un comportamiento poco común. Muchas personas desarrollan el hábito de estresarse, de convertirse en víctimas y de mantener un alto nivel de estrés. En este caso, replantear tu percepción te hará responsable de crear o mantener tu estrés y, como resultado, podrás gestionarlo mejor. Tu percepción realmente puede desempeñar un papel importante no sólo en la invención sino también en la gestión del estrés que experimentas.

En el resumen del capítulo, quiero destacar la importancia de comprender que, aunque puede ser fácil identificar las formas principales de estrés, las menores suelen pasar desapercibidas.

Reconocer tus factores de estrés es el primer paso para reducirlos y crear una vida con menos estrés y más paz, menos preocupaciones y más alegría.

En el próximo capítulo, veremos diferentes formas de controlar los pensamientos negativos y mantener el pensamiento positivo. Pero antes de llegar a eso, hagamos la tarea del final del capítulo.

. . .

Tarea de fin de capítulo

Este capítulo ha tratado sobre la identificación de las cosas en tu vida que te causan estrés y sobre cómo reaccionas ante ellas. He mencionado la importancia de llevar un diario sobre el estrés, y te animo a que empieces a hacerlo.

Siga estas instrucciones:
   -Escribe en tu diario todos los días durante dos semanas.
- Cuando lleves un diario, céntrate en los acontecimientos y en los sentimientos:
   -Indique cómo se sintió antes, durante y después del suceso: física, emocional y mentalmente Cómo respondió: sus acciones
   -Lo que hiciste para sentirte mejor
   -Al cabo de dos semanas, repásalo e identifica los patrones de comportamiento y los acontecimientos que parecen provocar respuestas emocionales específicas.

Puede que este ejercicio te resulte catártico, o puede que te resulte emotivo. Independientemente de lo que sientas, te sugiero que sigas con él durante dos semanas. El estrés puede ser furtivo y se necesita tiempo para averiguar cuáles son los verdaderos problemas. Por eso es importante dedicarle el tiempo necesario.

. . .

Después de completar esta tarea, tendrás los conocimientos necesarios para dar la vuelta a la situación, y los consejos de este libro encajarán en su sitio.

Puntos clave

El estrés incluye síntomas de naturaleza física y psicológica.

Llevar un diario sobre el estrés puede ser una fuente valiosa para identificar las cosas que no son tan obvias pero que le hacen sentirse estresado.

No hay una forma correcta o incorrecta de escribir un diario, pero asegúrate de incluir toda la información posible sobre tus factores de estrés.

Hay tres maneras de afrontar los factores de estrés. Puedes evitarlos, reducirlos o replantearlos.

Tu actitud y tu percepción pueden tener un enorme impacto en lo estresado que te sientes. Son factores críticos para determinar cómo reaccionas a tus factores de estrés y cómo gestionas el estrés.

El estrés puede manifestarse de forma física, pero es en gran medida una cuestión psicológica. Tu mente puede producir pensamientos negativos y crear ansiedad y tensión, afectándote física y psicológicamente. Si lo decides, puedes pensar para salir de este estado negativo.

Vivir bajo estrés y presión es una forma común de vivir en la época moderna. Esto se refleja a menudo en el pensamiento negativo y en el intento de ser perfecto, en la persecución de objetivos lejanos o en la creación de un estilo de vida que requiere un alto mantenimiento y mucho trabajo.

El estrés se crea dentro de la mente incluso antes de que se produzca un acontecimiento estresante. Y la autoconversación que sigue a un acontecimiento estresante tampoco ayuda.

Responda a las siguientes preguntas:
   -¿Sientes a menudo que eres demasiado duro contigo mismo y que no muestras mucha compasión hacia tus necesidades y sentimientos?
   -¿Te hablas a ti mismo como si fueras tu peor enemigo y

rara vez utilizas un lenguaje positivo y alentador cuando te hablas a ti mismo?

-¿Te das una palmadita en la espalda por haberte esforzado al máximo?

¿Te das cuenta de que el estrés puede ser autoimpuesto? Tu discurso negativo y la falta de cuidado personal pueden crear una confusión interna que no sólo afectará a tu mundo interior, sino que también tendrá un impacto negativo en tu mundo exterior.

Los pensamientos negativos y el lenguaje desalentador sólo sirven para envalentonar y reforzar la negatividad. Sin embargo, pensar en positivo y utilizar un lenguaje positivo puede provocar cambios beneficiosos y positivos y crear nuevas oportunidades.

# 3

## Lo que piensas es importante

Eres lo que piensas

Este libro se centra en las siete estrategias que dieron grandes resultados al trabajar con mis clientes, ayudándoles a manejar su estrés de forma positiva.

Aprender a pensar de forma positiva y desarrollar una autoconversación positiva son los aspectos más importantes de la gestión del estrés, y no pueden ser ignorados. Son la base sobre la que se construyen todas las demás estrategias de afrontamiento.

Si te dices a ti mismo algo suficientes veces, empezarás a creer en ello. El problema que tenemos la mayoría de nosotros es que no nos decimos cosas positivas muy a menudo. Esto nos lleva a crear una mentalidad negativa.

La falta de positividad puede afectar a tu autoestima y a tus niveles de confianza. Para crear un equilibrio saludable, tienes que centrarte en tu forma de pensar y desarrollar un sistema de creencias que te favorezca.

Si te sigues diciendo a ti mismo "estoy gordo", "soy feo", "soy demasiado ruidoso", "no sirvo para este trabajo", "nunca voy a poder hacer esto", puede afectar negativamente a tu confianza y traer más estrés a tu vida.

La conexión entre la mente y el cuerpo es crucial para tu bienestar, y nunca debes subestimar su poder y cómo te afecta.

Una relación sana entre tu mente y tu cuerpo puede ayudarte a conectar con tu fuerza interior y a superar la negatividad del mundo exterior. Por otro lado, si la conexión mente-cuerpo está rota y no te sirve, tu bienestar se verá afectado, afectando a tus niveles de estrés, entre otras cosas.

¿Sabías que la mayor parte de tu pensamiento es automático?

. . .

Tu voz influye mucho en tu mente. Tu voz autocrítica puede afectar a tu proceso de pensamiento y a tu comportamiento mucho más que las circunstancias externas.

Un buen punto de partida para cambiar tu forma de pensar es identificar los patrones de tu autoconversación diaria.

Esto no es algo que pueda cambiar rápidamente y no debe esperar ver resultados de la noche a la mañana. La mayor parte de los patrones de pensamiento y de la autoconversión están arraigados en ti. Por lo tanto, le dará tiempo para reconocer el problema, reformularlo en su mente y repetirlo hasta que se convierta en algo natural. Debes ser paciente. Te lo debes a ti mismo. Recuérdalo.

Puede que algunos de los pensamientos que tengas no parezcan negativos o evidentes al principio, pero ahí es donde tu diario sobre el estrés te resultará útil. Si estos pensamientos siguen reapareciendo en tu subconsciente, es un buen indicio de que son un problema, y debes actuar en consecuencia. Anotar en tu diario todo lo que te produce estrés, y registrar todos tus pensamientos negativos a lo largo del día, te aportará claridad y comprensión.

. . .

Estos son algunos de los pensamientos que pueden estar causando que te sientas estresado, pensamientos de los que quizás no seas consciente:

-Nunca debería cometer errores

-Cometo demasiados errores

-La gente no me quiere

-No soy tan bueno como otros

-Tengo que hacer mi trabajo perfectamente todo el tiempo

-Tengo que seguir demostrando mi valía a los demás para que me acepten

-Nunca lo haré bien

-Necesito ser el mejor, de lo contrario la gente no me respetará

-Si alguien me hace comentarios o críticas, significa que he hecho algo mal

-Necesito complacer a los demás, de lo contrario no les gustaré

- A nadie le importo

-Sé que voy a fracasar en esto; nunca tengo éxito en nada

-Nunca debería mostrar mis debilidades

-Necesito controlar todo lo que me rodea

-No entiendo por qué los demás no ven las cosas como yo

-Si me quisieran, harían lo que les pido

-El mundo es un lugar cruel e injusto

. . .

Estos pensamientos son tus creencias autolimitantes. Son tu mayor enemigo. Y pueden afectar a tu vida más de lo que imaginas. Sin embargo, con la práctica, puedes aprender formas de potenciar la conexión entre tu mente y tu cuerpo.

He aquí algunas sugerencias que me gustaría que probaras:

\+ Anota tus pensamientos - La primera sugerencia es utilizar tu diario de estrés y añadir a tus notas todos tus pensamientos diarios, ya sean positivos o negativos. Esta puede ser una excelente manera de buscar claridad, pero también de hacer un seguimiento de lo que estás pensando y de la frecuencia con la que ocupa tu mente.

No tengas miedo de pedir ayuda - A muchas personas les cuesta pedir ayuda y creen que les hará parecer débiles y necesitados. Por eso, prefieren ir solos. Pero en realidad, pedir ayuda puede convertirte en una persona más fuerte.

Asegúrate de abordar cualquier problema o preocupación que tengas: el estrés suele producirse cuando dejamos de lado nuestros pensamientos y sentimientos y tratamos de ignorarlos. Si tienes un tipo de preocupación recurrente, asegúrate de escribirlo en tu diario y registrar la frecuencia con la que te molesta.

. . .

Al hacerlo, te estás dando la información que necesitas para resolver el problema.

Relájese. - Todos necesitamos un poco de tiempo para relajarnos de vez en cuando. Estar siempre corriendo y tratando de solucionar todos los problemas te cansará mental y físicamente, y te obligará a introducir más negatividad en tu vida. Asegúrate de dar mucha importancia al autocuidado y a la relajación. Descubre lo que te relaja y hazlo más a menudo.

Comprende las sensaciones que sientes y lo que significan - ¿Sientes que te falta el aire cuando estás preocupado? ¿Se siente mareado cuando le entra el pánico? ¿Te sientes estresado a la misma hora todos los días? Aprende a reconocer cómo te hacen sentir las emociones y trata de relacionarlas con los distintos acontecimientos. De este modo, puedes anticiparte a las situaciones y utilizar ejercicios de respiración profunda (de los que hablaremos más adelante) para ayudarte a reconectar y superar el pico de emoción. Comprender tus sentimientos puede ayudarte a fortalecer la conexión entre tu cuerpo y tu mente.

-Reconoce tu negatividad - Si tienes pensamientos negativos, intenta no huir de ellos, ya que no conseguirás escapar de ellos.

. . .

En su lugar, reconoce cómo te sientes, lo que estás pensando, y ponle un nombre y una etiqueta. Ser consciente de tus pensamientos te dará el poder de cambiarlos.

El arte de la atención plena y cómo puede beneficiarle

La palabra "mindfulness" está en boca de todos. La atención plena ayuda a desarrollar una mentalidad más positiva, a crear paz interior, a aumentar la felicidad y la satisfacción, y a tomar conciencia del momento presente.

Esta estrategia funciona muy bien cuando se trabaja para reducir el estrés, y hablaré de ella a lo largo del resto de este libro.

Como seres humanos, tendemos a llenar nuestros pensamientos con preocupaciones por el futuro o a lamentarnos por el pasado y los momentos que perdimos. Cuando hacemos eso, no estamos viviendo el momento. Nos estamos perdiendo. El mindfulness nos ayuda a mantener los pies en el suelo al darnos el control del momento presente y darnos la oportunidad de conectar con nosotros mismos. El momento en el que vivimos es el único que podemos controlar, y el mindfulness nos mantiene con los pies en la tierra y seguros en el presente. Esto puede tener enormes beneficios para nuestro bienestar emocional y nuestro estado de ánimo, ayudándonos a sentirnos más en paz con nuestros factores de estrés cotidianos.

Ahora, veamos el principal beneficio de practicar mindfulness para ayudarte a entender el poder de vivir el momento y los efectos que puede tener en ti.

Los beneficios del mindfulness:
-La capacidad de vivir en el ahora y, por lo tanto, cultivar relaciones más fuertes y saludables con otras personas y con uno mismo
-Ser capaz de saborear los placeres de la vida a medida que los encuentras
-Una mentalidad más positiva y feliz
-La capacidad de lidiar con los limones de la vida y convertirlos realmente en limonada
-La capacidad de observar los acontecimientos de la vida, permitiendo que se desarrollen como deben, sin juzgar ni presionar para cambiar las cosas.
-La capacidad de preocuparse mucho menos y reducir la posibilidad de desarrollar ansiedad y depresión
-Una menor probabilidad de desarrollar problemas de salud mental, como el trastorno obsesivo-compulsivo y los trastornos alimentarios
-Mayor confianza y autoestima
-Alivio del estrés
-Disminución de la presión arterial, lo que ayuda a

reducir el riesgo de desarrollar problemas cardiovasculares, como las enfermedades del corazón

-Alivio del dolor crónico

-Dormir mejor por la noche

-Alivio de los problemas gastrointestinales habituales, a menudo relacionados con el estrés

Practicar mindfulness puede aportarte todos estos beneficios y ayudarte a estar más tranquilo y feliz. Reducirá tu estrés y la tendencia a preocuparte en exceso.

Cuando pruebes por primera vez el mindfulness, puede que te cueste un poco. No ser un experto en algo que nunca has probado es perfectamente normal. Al practicar mindfulness con regularidad, empezarás a ver los beneficios.

Prueba esto:

-Escoge un lugar, un sitio que te parezca tranquilo y calmado.

-Establece un tiempo: dedica un tiempo específico a la atención plena cada día.

-Elige una posición cómoda: puedes sentarte o tumbarte. Haz lo que te resulte más relajado, cómodo y natural.

-Observa tus patrones de respiración: inspira lentamente por la nariz y exhala por la boca.

-Observa cuando tu mente divaga, reconócelo, acéptalo y permite que pase por tu mente y vuelva a salir.

. . .

Te sugiero que practiques un ejercicio de meditación de atención plena a diario. Con el mindfulness, cuanto más te esfuerces, más obtendrás de él.

Utilizar el ejercicio de respiración profunda para hacer frente a los picos emocionales, por ejemplo, cuando notas que tu estrés empieza a aumentar, puede ser una gran liberación de estrés.

Comienza cada día con una sesión de meditación de atención plena, y marcarás el tono para el resto del día. Así tendrás más posibilidades de conectar tu mente con tu cuerpo.

Hay otras formas de utilizar la atención plena en tu rutina diaria.

He aquí algunos ejemplos:
-Cuando comas, concéntrate en masticar la comida. Notarás el sabor y sentirás la textura de la comida. Lo más probable es que te des cuenta de que tu mente no divaga durante este tiempo, sino que se centra en el momento presente y disfruta de lo que estás consumiendo.

. . .

-La próxima vez que estés en el gimnasio, dando un paseo, corriendo o nadando, intenta hacer un ejercicio de atención plena. Observa cómo se siente tu cuerpo con cada movimiento. Observa cómo tus músculos se contraen y te dan la fuerza para avanzar. Presta atención a cada respiración y a cómo te da energía mientras realizas los movimientos.

9 formas en que el mindfulness puede reducir el estrés

He hablado mucho de la atención plena y de cómo puede ayudarte a ser más positivo y a estar presente en el momento, pero te preguntarás cómo ayuda todo esto a gestionar el estrés.

Analicemos esto ahora.

1.Tus pensamientos pueden crear estrés dentro de tu cuerpo - Mindfulness te permite ser más consciente de tus pensamientos y de los sentimientos que tienes sobre esos pensamientos. Comprender esto puede crear conciencia y te permitirá manejar tus emociones de manera más positiva.

2.Practicar el mindfulness te permite detenerte y hacer un balance de la situación y mantener todo en perspectiva - estoy seguro de que eres consciente del peligro de actuar sobre un asunto sin pensarlo mucho de antemano-. Actuar cuando se está estresado puede provocar aún más estrés. El mindfulness te impedirá hacerlo.

3.Mindfulness te ayuda a relajarte - Te mantiene en el modo "ser" en lugar de en el modo "hacer". Sentir la necesidad de hacer algo continuamente es probable que te estrese. Cuando practicas mindfulness, tu mente está más relajada. Y cuando sabes cómo relajarte, el estrés no es un problema.

4.La atención plena te hace más consciente de la conexión entre la mente y el cuerpo y de cómo tu estado mental afecta a tu estado físico. Puedes sentarte y respirar profundamente, o salir a la calle y mover tu cuerpo. Hacer esto cambiará tu forma de pensar y de sentir.

. El mindfulness aumenta la inteligencia emocional (EQ) -

La atención plena te hace estar más conectado a tu mente y a tu cuerpo como si fueran uno solo, y cuando tienes un alto nivel de coeficiente intelectual, te resultará más fácil dejar de lado las cosas que realmente no importan.

Las personas con un alto nivel de Inteligencia Emocional (nada que ver con el coeficiente intelectual) pueden dar prioridad a las acciones que merecen la pena y restar importancia a las que tienen menos valor.

. El mindfulness te hace más compasivo y consciente -

A medida que crece tu Inteligencia Emocional, aumenta tu capacidad de actuar con amabilidad hacia ti mismo y hacia los demás. Cuando esto sucede, es menos probable que experimentes estrés de forma regular.

. La atención plena mejora la capacidad de concentrarse en la tarea que se está llevando a cabo.

Por ejemplo, muchas personas se estresan en el trabajo. Es uno de los factores de estrés más comunes. Sin embargo, el mindfulness puede ayudarte a concentrarte en una cosa a la vez mucho mejor de lo que lo harías sin la aplicación del mindfulness. Como resultado, no te sentirás tan estresado porque tu enfoque será más agudo, mejorando tu nivel de productividad.

. Mindfulness replantea tu actitud ante el estrés -

Cuando te vuelvas más consciente, comprenderás que el estrés no es más que una respuesta a algo que puede o no ser un problema real, y podrás gestionar mejor tu situación.

9. El mindfulness reduce el estrés trabajando sobre la amígdala -

La amígdala es una parte del cerebro que está muy asociada a las emociones y, por tanto, es uno de los aspectos críticos del cerebro que se refiere al estrés.

Nuestras emociones hacen que aumente el estrés, por lo

que trabajar en esta parte del cerebro reduce naturalmente el estrés.

Como puedes ver, no hay inconvenientes en ser más consciente en general y desafiar la narrativa en tu cabeza. La atención plena puede ayudarte a crear paz interior y a elegir un pensamiento en lugar de otro para que puedas sentirte más a cargo de tu bienestar emocional, mental y físico.

Desarrollar una mentalidad positiva

Hay muchas cosas en este mundo que no podemos controlar. Pero tú siempre tienes el control de tus propios pensamientos. Puedes elegir en qué quieres centrarte y cómo vas a reaccionar ante ello.

Wayne Dyer dijo: "Si cambias la forma de mirar las cosas, las cosas que miras cambian". Si eliges centrarte en lo positivo, crearás una vida con menos estrés y ansiedad, sustituyendo estas cosas por más paz y calma.

Una mentalidad positiva le permite sentirse más feliz y manejar el estrés con mayor facilidad. Por supuesto, si has desarrollado el hábito de pensar negativamente durante muchos años, no será un camino fácil, pero el dicho "la práctica hace la perfección" se aplica a esto.

Una mentalidad positiva le permitirá ver el vaso medio lleno en lugar de medio vacío. Te animará a buscar el lado bueno de las cosas en lugar de saltar automáticamente hacia la fatalidad y el pesimismo.

Desarrollar una mentalidad positiva lleva tiempo, pero cuanto más practiques, más notarás los cambios en tu estado de ánimo y tu visión de la vida tomará una forma diferente. Te sentirás más feliz, más sano y más positivo. Notarás que se te presentan muchas oportunidades, porque estarás abierto a ellas y te sentirás más seguro de ti mismo al asumirlas. Esto le permitirá superar retos y problemas que pueden reducir notablemente sus niveles de estrés.

Algunas formas de empezar a trabajar en el desarrollo de una mentalidad positiva son:

- Empieza el día con una afirmación positiva: asegúrate de elegir palabras que te suenen. Por ejemplo, "hoy soy positivo y fuerte", "creo que todo me saldrá bien" o "no me estresaré por cosas que no puedo controlar". Hay muchas afirmaciones entre las que puedes elegir si consultas en Internet, o puedes inventar las tuyas

propias. Repite tus afirmaciones tres veces por la mañana nada más levantarte y repítelas siempre que sientas la necesidad de escucharlas a lo largo del día. Recuerda que cuanto más te digas algo a ti mismo, más creerás en ello.
- Céntrate en las cosas buenas - La vida está llena de altibajos, y ciertas situaciones siempre te harán sentir mal.

Pero hay una luz en cada sombra, y lo positivo se esconde en todo lo negativo. Si buscas un resquicio de esperanza, siempre lo encontrarás.

- Encontrar el humor en las situaciones más oscuras - La risa es una de las mejores medicinas. Puede darle la vuelta a cualquier situación y ayudarte a ver que nada es tan malo como parece al principio.
- Convierte los errores en lecciones - Cuando cometas un error, mira cómo podrías hacerlo de forma diferente la próxima vez y aprende de ello. Si algo sale mal, encuentra una lección en ello.
- Reencuadra tus pensamientos negativos - Nada en la vida es bueno o malo; es tu percepción de la situación lo que la hace así. Ciertas cosas o personas se convirtieron en tus factores de estrés sólo porque tú se lo permitiste.

Practique la atención plena: la atención plena no sólo puede beneficiar a su salud, sino que también puede ayudarle a desarrollar una mentalidad más positiva y permitirle permanecer en el momento presente, en lugar de centrarse en las experiencias negativas del pasado o en los temores sobre el futuro.

- Rodéate de gente positiva - Si una persona de tu círculo íntimo te drena la energía, es justo decir que tu salud y tu vida probablemente se vean afectadas. Puede sonar duro, pero tienes que dejar atrás a esa persona y avanzar hacia un futuro mejor sin ella. La calidad de tu vida depende de tu entorno y de las personas con las que pasas la mayor parte del tiempo. Algunas personas te harán avanzar y otras te harán retroceder. Asegúrate de que eliges compartir tu vida sólo con personas que te hagan avanzar y te eleven.

3 formas de gestionar los pensamientos negativos

La negatividad es la configuración mental por defecto del ser humano. De media, tenemos unos 60.000 pensamientos al día. La mayoría de ellos son repetitivos, y un gran porcentaje de ellos son negativos.

. . .

Aprender a controlar los pensamientos perjudiciales e inútiles y convertirlos en beneficiosos te ayudará a desarrollar una mentalidad más sana y positiva.

Existen varios métodos para controlar los pensamientos negativos, como la detención del pensamiento, la sustitución de los pensamientos negativos por ideas más útiles y el reencuadre.

Así es como funcionan en la práctica:

Detención del pensamiento
   La detención del pensamiento es un método beneficioso para ayudarte a controlar los pensamientos negativos.

Al principio puede parecer imposible impedir que uno mismo tenga pensamientos e ideas no deseadas, pero con la práctica y con una mente abierta, descubrirás que se vuelve mucho más fácil con el tiempo.

Cuando utilices esta técnica, es importante que reconozcas tus pensamientos negativos y los reconozcas. Dedica tres minutos a concentrarte en ese pensamiento y di "¡Basta!" en voz alta.

. . .

Puede resultar útil visualizar que aleja los pensamientos con la mano. Si notas que el pensamiento vuelve, vuelve a decir "¡Para!". Repite este proceso hasta que el pensamiento negativo haya desaparecido.

Esta técnica en particular es muy eficaz, y cuanto más la practiques, más fácil te resultará manejar tus pensamientos negativos y te permitirá alejarlos.

Sustitución de

Otra forma de controlar tus pensamientos es sustituir un pensamiento negativo por uno feliz y distraerte con algo que te guste hacer y te resulte divertido. Cuanto más te centres en el pensamiento más feliz, el pensamiento no deseado tendrá menos espacio en tu mente. La razón por la que este método funciona es porque no podemos sentirnos positivos y negativos al mismo tiempo, y no podemos estar estresados y relajados al mismo tiempo. Una condición tendrá que prevalecer y ganar sobre la otra.

Reencuadre

En el capítulo anterior, mencioné una técnica llamada reencuadre. Se trata de una técnica de terapia cognitivo-conductual, a menudo denominada TCC. El reencuadre puede utilizarse en diversas situaciones y, con el tiempo, puede cambiar tu proceso de pensamiento de negativo a positivo.

Así es como funciona el reencuadre:

- Reconozca que está teniendo un pensamiento negativo y etiquételo como negativo en su mente.
- Convierte lo negativo en positivo. Por ejemplo, si piensas: "Odio ir al trabajo durante una hora cada día. Me quita mucha energía y mucho tiempo", conviértelo en algo positivo y di: "Me encanta ir al trabajo durante una hora cada día. Aprovecho este tiempo para relajarme y leer un libro mientras viajo en tren". ¿Ves cómo el reencuadre puede suponer una gran diferencia en tu estado de ánimo?
- Repite el nuevo pensamiento y visualízate sentado en un tren y leyendo un libro, sintiéndote relajado.
- Cada vez que vayas deprisa al trabajo por la mañana o viajes de vuelta a casa después de un largo día, trae este nuevo pensamiento a tu mente: imagínate sentado en el tren, leyendo un libro inspirador, y sintiéndote agradecido y tranquilo mientras reflexionas sobre los aspectos positivos de tu vida.
- Con el tiempo, lo positivo sustituirá a lo negativo.

Como ocurre con muchos ejercicios de mentalidad, el reencuadre se basa en la repetición. Así es como aprende el cerebro.

Si recuerdas cuando ibas a la escuela, probablemente recuerdes haber cantado la canción del alfabeto una y otra vez hasta que se te quedó grabada. Tu profesor te pedía que la repitieras, ya que intentaba implantar el alfabeto en lo más profundo de tu subconsciente a través de la repetición.

La repetición es vital para que tu cerebro recuerde cosas, ya sean positivas o negativas.

Tu mente subconsciente es como una esponja. Absorbe todas las experiencias buenas y malas de tu vida y recuerda todas las palabras útiles y no útiles que te dices a ti mismo. La repetición pasará por el filtro que rodea tu mente subconsciente mucho más fácilmente que las ocurrencias ocasionales. Cuanto más repitas las historias y experiencias que tienen algún significado para ti, más posibilidades habrá de que se queden allí. Estos pensamientos permanecerán en tu mente subconsciente y afectarán a todos los aspectos de tu vida hasta que sean sustituidos por otros sucesos recurrentes o palabras que te digas a ti mismo.

. . .

Cuando se repite suficientes veces, tu mente subconsciente acepta tus pensamientos como verdad, y así es como te conviertes en lo que piensas. Tus pensamientos afectan a tus emociones e influyen en tu comportamiento. Pueden hacerte sentir feliz o triste, estresado o relajado, ansioso o tranquilo.

Y al forzarte a pensar de forma más feliz y positiva, te volverás más optimista y positivo por defecto.


Así es como nacen todos tus hábitos. La única manera de desarrollar cualquier tipo de hábito es a través de la repetición.


Cuando repites algo suficientes veces, se convierte en un comportamiento aprendido, que luego se convierte en una rutina.


Cuando esto ocurre, haces las cosas con el piloto automático.


Piensa en tu rutina matutina. Probablemente te levantas por la mañana en el mismo lado de la cama que el día anterior.


Después, lo más probable es que vayas al baño, te laves los dientes, te vistas, desayunes, etc. Puede que tu rutina matutina siga un orden ligeramente diferente, pero ya te haces una idea.

La mayoría de tus actividades diarias están dirigidas por tus rutinas e influenciadas por tus hábitos. La mente se comporta de la misma manera.

Cuando repites tus pensamientos suficientes veces, se convierten en hábitos: un comportamiento aprendido que dicta todos tus sentimientos y acciones. Cuando esto sucede, toman el control de tu mundo interior y exterior.

La buena noticia es que puedes hacerte cargo de la situación y cambiar tu proceso de pensamiento. Esto te permitirá mejorar tu estado mental, emocional y físico, y reducir el estrés que estás experimentando.

Esto nos lleva al final de este capítulo. En la tarea del capítulo, te mostraré cómo puedes ser consciente de tus pensamientos negativos y entender de dónde vienen. Sólo entonces podrás eliminar esos pensamientos y gestionar tu estrés con más éxito.

Tarea de fin de capítulo

. . .

En este capítulo se analizan los poderosos efectos de los pensamientos en los niveles de estrés y cómo aprender a pensar de forma más positiva puede controlar el estrés.

Utiliza el espacio asignado a este ejercicio en el Cuaderno de Trabajo de la Estrategia de Estrés. Su tarea es hacer lo siguiente:

- Lleva la cuenta de tus pensamientos diarios durante un día y anota cualquier pensamiento que te evoque emociones fuertes.
- Identifica los pensamientos negativos frente a los positivos de tu lista.
- ¿Cuántos pensamientos negativos has tenido frente a los positivos?

Este ejercicio puede ser extremadamente útil para comprender las formas en que tus pensamientos están afectando a tus sentimientos y a tu comportamiento.

Ser consciente de tus pensamientos negativos frente a los positivos puede ayudarte a entender mejor tu estrés. Obtener claridad sobre tu situación te ayudará a superar el estrés y a aprender a mejorar tu calidad de vida.

. . .

Puntos clave

- Vivir bajo estrés y presión es una forma común de vivir en el mundo moderno.
- A menudo creamos estrés, incluso antes de que se produzca un acontecimiento estresante.
- La conexión entre la mente y el cuerpo es crucial para nuestro bienestar.
- Practicar la atención plena tiene muchos beneficios. Puede ayudarte a relajarte, a dormir mejor, a ser más positivo y más feliz.
- Aprender a desarrollar una mentalidad positiva y controlar los pensamientos negativos te permitirá manejar el estrés mucho mejor.
- Existen varias técnicas para convertir el pensamiento negativo en positivo. Entre ellas se encuentran la detención del pensamiento, el reencuadre y la sustitución de un pensamiento negativo por uno feliz. Estas técnicas pueden aplicarse fácilmente en su vida.

# 4

# ¡Empecemos a controlar el estrés!

Es hora de ser prácticos.

Este capítulo trata de avanzar en la gestión de tus niveles de estrés. Cuanto más practiques, más rápido verás los resultados.

Por supuesto, nunca vas a eliminar el estrés de tu vida por completo. Ya he mencionado que un poco de estrés puede ser algo bueno, pero es importante reconocer y gestionar el tipo de estrés perjudicial y asegurarse de que no se convierta en un problema crónico.

Espero que a estas alturas tengas una idea clara de la procedencia de tu estrés, de su gravedad y que entiendas más sobre el pensamiento positivo frente al negativo. Ahora, es el momento de aprender a gestionar tu estrés.

Hay cuatro formas de gestionar el estrés:

- Evitar
- Alterar
- Adaptar
- Aceptar

Las 4 A son importantes técnicas de gestión del estrés y, para dominar su eficacia, debemos analizar cada una de estas estrategias en detalle.

Cómo evitar el estrés

Evitar algo que le haga sentirse estresado puede ser una opción útil para las cosas que puede controlar.

Permítanme explicar esto con más detalle.

Tu factor de estrés puede ser cualquier parte de tu entorno. Esto incluye una situación específica, personas tóxicas o tareas que pueden hacerte sentir abrumado.

. . .

¿Cuántas veces has tenido ganas de no hacer algo, pero lo has hecho igualmente?

Muchos de nosotros sentimos a menudo la necesidad de alcanzar todos los objetivos y de satisfacer peticiones que nos presionan demasiado.

¿Sabías que cualquier cantidad de presión, ansiedad o sensación de agobio puede disparar las hormonas del estrés en tu cuerpo? Si haces demasiadas cosas, estás invitando al estrés a tu vida. Por lo tanto, es crucial entender que a veces está bien no estar disponible para los demás, pero en cambio, encontrar tiempo para ti mismo y centrarse en el cuidado de sus propias necesidades.

La auto crianza es una habilidad de la que muchos de nosotros carecemos.

Aprender a decir "No" puede ser una buena manera de evitar una situación estresante. Negarse a hacer tareas o delegarlas si tiene demasiadas cosas en su plato es una parte importante para evitar el estrés. Esto podría reducir tu nivel de estrés y dejar más espacio en tu vida para hacer las cosas que te importan.

Evitar su factor de estrés no significa que entierre la cabeza en la arena y se niegue a afrontar el problema. Significa que estás organizando mejor tu tiempo y valorando que no puedes hacerlo todo. Esto te dará más tiempo para hacer cosas relajantes y te ayudará a sentirte más seguro de ti mismo y capaz de enfrentarte a los distintos problemas que te plantea la vida.

Actuar así también te ayudará a reducir tus niveles de estrés y a tener más control sobre tu entorno.

Alterar la situación
　Alterar una situación significa intentar cambiarla a mejor.

Por ejemplo, los conflictos pueden ser una gran fuente de estrés. En lugar de dejar que la situación se encone, utilizar una actitud justa y abierta para afrontar la situación es una opción mucho mejor.

Comunicar abiertamente tus sentimientos y enfrentarte a una persona de forma respetuosa, sin señalar con el dedo la culpa, dará un resultado mucho mejor. Este es sólo un ejemplo de las muchas formas positivas de modificar una situación potencialmente estresante.

. . .

Puede que tengas que acordar que no estás de acuerdo, pero extender una rama de olivo mejorará la situación y desactivará el conflicto, eliminando así la fuente de estrés.

La misma táctica puede utilizarse en diversas situaciones. Cuando sientas que tienes demasiadas cosas en tu plato y te sientas abrumado por el estrés, aprender a aplicar mejores estrategias de gestión del tiempo es otra forma de alterar la situación. En pocas palabras, la gestión del tiempo te ayudará a crear más tiempo.

Aquí tienes unos cuantos trucos útiles:

- Planifique su tiempo diariamente: escriba una lista de las cosas que quiere completar cada día. Puede hacerlo la noche anterior o a primera hora de la mañana. Asegúrese de que su plan es realista y no intente incluir demasiadas cosas en su lista, ya que es probable que esto aumente su nivel de estrés. Recuerda que la razón para planificar tu día es disminuir tu estrés y ayudarte a crear una vida más equilibrada. Para crear un equilibrio, debes incluir el trabajo, la socialización, la relajación, el ejercicio, etc. Esto no sólo le ayudará a sentirse más tranquilo, sino que mejorará su salud y su bienestar general.
- Prioriza las cosas más importantes - De tu lista de cosas que quieres conseguir, dales un número

del 1 al 10, siendo el número uno el más importante para ti. No dudes en crear listas de prioridades para los próximos días, semanas o incluso meses.
- Haz uso de las aplicaciones y otras herramientas -- Hoy en día, la mayoría de nosotros intentamos ser más productivos, ya que hay innumerables trabajos, pequeños y grandes, que tenemos que atender cada día.

A algunas personas les resulta muy beneficioso utilizar herramientas en línea que les ayuden a mantener el rumbo. Te sugiero que busques una aplicación de programación con alarmas o que utilices un sitio de gestión de proyectos para mantener todo organizado. Busca en la tienda de aplicaciones de tu teléfono o de tu portátil y averigua qué te funciona.

Puede que sea un trabajo de prueba y error, ¡pero eso está bien!

Nunca intentes hacer varias cosas a la vez - Puedes pensar que intentar hacer más de una cosa a la vez es una buena idea, pero está demostrado que es contraproducente. No puedes prestar toda tu atención a más de una tarea, y al centrarte en varias cosas a la vez, es más probable que cometas errores y seas más lento en general.

Trabaja cuando seas más productivo por naturaleza - Todos tenemos un momento específico del día en el que nos sentimos más productivos. Para ti, puede ser por la mañana temprano, a la hora de comer o por la noche. Registra cuándo te sientes más concentrado o cuándo tienes más energía. Le sugiero que programe las tareas más complejas o centradas en ese momento. Pasarás menos tiempo completándolas, lo que significa que tendrás más tiempo para dedicar a cosas que te resulten menos estresantes y más relajantes.

Prueba el método Pomodoros - Es importante hacer descansos regulares a lo largo del día, tanto si estás trabajando como si intentas terminar tu lista de tareas. Las pausas periódicas pueden ayudarte a mantener el rumbo y asegurarte de que sigues concentrado. La técnica Pomodoros puede ayudarte a mantenerte concentrado. Así es como funciona en la práctica: Trabajas durante 25 minutos, concentrándote por completo en la tarea que tienes entre manos, y luego te tomas un descanso de cinco minutos. Después de ese tiempo, trabajas otros 25 minutos y vuelves a hacer una pausa de cinco minutos. El bloque de trabajo de 25 minutos se denomina Pomodoros, y hay que completar cinco Pomodoros antes de hacer una pausa más prolongada de aproximadamente media hora.

. . .

Se trata de un método muy útil que muchas personas de éxito utilizan para gestionar mejor su tiempo y trabajar con la mayor eficacia posible.

La gestión del tiempo es vital en muchos sentidos, y le servirá para reducir el estrés en su vida. El uso de las estrategias descritas anteriormente puede alterar fácilmente una situación que te hace sentir abrumado o bajo presión.

Adaptarse al estrés

La tercera opción para gestionar el estrés consiste en aprender a adaptarse a él. Esto puede ayudarte a obtener una sensación de control sobre tus factores de estrés.

Esto incluye lo siguiente:

- Ajustar sus estándares - Redefinir el éxito le ayudará a combatir el perfeccionismo
- Reencuadrar - Buscar lo positivo de cualquier situación - Canalizar los recuerdos felices - Mirar hacia atrás, a los recuerdos felices o a las cosas que se esperan con ilusión
- Evaluar el panorama general - Hacer que un encuentro estresante sea menos abrumador

dando un paso atrás y obteniendo una visión más clara de sus objetivos

Comprender estos cuatro aspectos de la gestión del estrés puede ayudarte enormemente en tu búsqueda de una vida sin estrés. Te permitirán manejar el estrés de forma más positiva al replantearlo en tu mente como algo menos abrumador y negativo.

Quiero ampliar estos cuatro puntos para ayudarte a entender mejor sus beneficios y cómo puedes aplicarlos.

Para adaptarse a una situación de estrés, es necesario:

- Piensa si estás tratando de alcanzar una perspectiva perfeccionista - Tratar de ser perfecto todo el tiempo puede causar una gran cantidad de estrés. Es importante recordar que la perfección es inalcanzable y no existe. No es un concepto tangible. Es una idea abstracta, algo creado en tu mente. Y si intentas alcanzar unos niveles poco realistas, siempre te quedarás corto. Cuando eso ocurre, es fácil que te sientas deprimido, te vuelvas negativo y permitas que el estrés entre en tu vida. Sin embargo, al redefinir lo que consideras un resultado exitoso, puedes

adaptarte a las situaciones de tu vida y reducir la cantidad de estrés que experimentas.
- Prueba a reencuadrar - En el capítulo anterior, hablé de reencuadrar un pensamiento negativo en uno positivo. Puedes probar este método durante el proceso de adaptación a tus factores de estrés. Reencuadrar es una técnica que puede ayudarte a ver tu situación actual desde un ángulo diferente y a convertir tu factor de estrés en algo de lo que puedes aprender, en lugar de algo que te arrastra constantemente.

Esperar algo - Hay magia en esperar acontecimientos positivos.

Esto puede ayudarte a ver las situaciones estresantes de tu vida de forma diferente y a reducir tus niveles de estrés. Esperar que ocurra algo agradable te ayudará a centrarte en lo positivo y, por tanto, a distraerte de lo que consideras situaciones adversas en la vida.

Mira el panorama general - Cuando la respuesta al estrés está en pleno apogeo, es muy fácil permitir que todo se pierda de perspectiva. Preguntarse cuánto importa realmente lo que le molesta le animará a mirar el panorama general y a darse cuenta de que muchas cosas que le hacen infeliz no son importantes. Por lo tanto, no hay necesidad de estresarse por ellas.

Mira más allá del factor estresante y hacia la situación en su conjunto. Haciendo esto, a menudo puedes superar problemas que parecen abrumadores en ese momento. Tu perspectiva de la situación la convertirá en una experiencia positiva o negativa. Lo que se ve como una curva de aprendizaje para una persona puede percibirse como un terrible desastre para otra.

Cambiar tu mentalidad hacia tus factores de estrés te ayudará a adaptarte a la situación y a reducir tu estrés.

Aceptar la situación

A veces, en lugar de manipular una situación, debemos aceptarla tal y como es y permitir que simplemente sea. Esto significa aprender a vivir con las cosas que no podemos controlar, evitar o adaptar, con la intención de seguir adelante. Por muy difícil que sea, a veces es necesario y es la mejor manera de avanzar.

La simple aceptación de una situación te liberará. Cuando algo te arrastra continuamente, es extremadamente difícil superar el estrés que te está causando y, como resultado, estás destinado a experimentar un estrés crónico. La aceptación te ayudará a seguir adelante y te permitirá sentirte feliz independientemente de que el problema se haya resuelto o no.

El proceso de aceptación se produce con el tiempo. No es algo que debas esperar que ocurra de la noche a la mañana.

He aquí algunas formas de ayudarte a aprender la magia de la aceptación y dar un paso adelante:

- Abrirse a alguien de confianza - A veces, es necesario descargar el equipaje con un amigo o un ser querido de confianza y dejarlo salir todo para poder seguir adelante. Te sentirás más libre al eliminar el desorden de tu mente.
- Perdonar - El acto de perdonar construye confianza y crea paz mental. Esto elimina tu identidad de víctima, te da fuerza y te ayuda a evitar que la energía negativa entre en tu vida.
- Céntrese en una perspectiva optimista: los fracasos pueden hacerle sentir pesimista y depreciar sus dones y logros. Aprender a ser más positivo te ayudará a sentirte más optimista sobre el futuro y a aceptar las situaciones que están fuera de tu control.

- Aprende de tus errores - Todo el mundo comete errores de vez en cuando. Cometemos errores en el trabajo, en las relaciones, en los negocios, en los exámenes, etc., y a veces ni siquiera lo sabemos hasta que miramos atrás y deseamos haber hecho las cosas de otra manera. Si un error le causa mucho estrés, piense en la causa del error y aprenda a aplicar este conocimiento para evitar repetirlo. Esto aumentará tu confianza y te dará una sensación de tranquilidad.

Son las llamadas 4 A del alivio del estrés: evitar, alterar, adaptar y aceptar. La forma de manejarlas depende de los efectos que los factores de estrés tengan sobre ti, de cómo te sientas en ese momento y de los métodos que aprendas a utilizar para afrontar las situaciones estresantes.

Toda situación que te haga sentir negativo es un caldo de cultivo para el estrés, y es muy fácil asumir que la mejor opción para eliminar o reducir el estrés es evitar todas las situaciones estresantes. Esto puede parecer lógico, pero no siempre es posible ni saludable comportarse así.

La aceptación es, sin duda, la opción más difícil de las 4 A.

. . .

Cuando aceptas la situación, el potencial de estar estresado siempre está ahí. Podría decirse que también hay que adaptarse cuando se acepta la situación porque hay que entender que el riesgo de estrés nunca desaparecerá. Esto sugiere que las 4 A del alivio del estrés funcionan en tándem la mayor parte del tiempo. Se superponen y se retuercen y alteran según la situación y la forma en que nos sentimos en el momento.

Comprender las diferentes opciones disponibles para afrontar el estrés le ayudará a reducir sus niveles de estrés y a seguir adelante.

Esto nos lleva a la siguiente sección, en la que vamos a ver cómo el uso de los sentidos puede ayudarte a reducir el estrés.

6 formas de utilizar los sentidos para reducir el estrés rápidamente

La mayoría de nosotros hemos sido bendecidos con cinco sentidos: tacto, gusto, oído, vista y olfato. No voy a dedicar tiempo a explicar cómo se relacionan estos sentidos naturales con las distintas partes del cerebro, ya que no es el objetivo de este libro. Pero de lo que quiero hablar en esta sección es de cómo puedes utilizarlos para aliviar rápidamente el estrés.

Siempre que notes que tu estrés aumenta, puedes utilizar tus sentidos para reducirlo rápidamente.

La conciencia sensorial es un ejercicio de atención plena que permite observar el entorno y abrazar la experiencia de vivir el momento.

Así es como se utilizan las experiencias sensoriales en beneficio propio:

- Usar la vista - Hay varias maneras en las que usar la vista puede ayudarte a liberar la tensión y calmarte.

Mirar fijamente un objeto estático puede centrar tu mente, lo que reducirá tu nivel de estrés. Al mirar un objeto fijo (una pared, un árbol, un punto en el suelo), invitarás a la calma y te devolverás al momento. Mirar una fotografía significativa también puede ayudarte a conectar con la tierra, y puede recordarte tiempos más felices. Otra forma de desestresarse es desordenar la casa o el espacio de trabajo. Los estudios han demostrado que el desorden puede impedir que las personas se concentren y tiene un impacto negativo en su salud mental.

. . .

Esto afecta sobre todo a las mujeres.

Utilizar el olfato: encender una vela o utilizar tu aceite esencial favorito puede relajar el cuerpo y aliviar el estrés. Los aceites esenciales también pueden ayudarte a dormir mejor. Busca aceites como la lavanda, la bergamota, el ylang-ylang, la salvia, la rosa o el jazmín como algunas opciones. Puedes utilizar tu aceite favorito en un difusor o encender una vela aromática y respirar su aroma.

Utilizar el tacto - Cuando estás estresado, abrazar a alguien cercano puede tener un efecto terapéutico. Un abrazo puede ser suficiente para calmarte y devolverte al momento. Puede ayudar a liberar oxitocina, una hormona a menudo conocida como la "hormona del abrazo", o la "hormona del amor". En lugar de abrazar, otra opción podría ser sostener algo que te resulte relajante, como un juguete suave o una manta favorita.

Esto se suele recomendar a los niños para ayudarles con el estrés y la ansiedad. Otra forma de reducir el estrés rápidamente y sentirse más tranquilo es acariciar a un perro, un gato u otro animal.

Aprender a decir "No" puede ser una buena manera de evitar una situación estresante. Negarse a hacer tareas o delegarlas si tiene demasiadas cosas en su plato es una parte importante para evitar el estrés. Esto podría reducir tu nivel de estrés y dejar más espacio en tu vida para hacer las cosas que te importan.

Evitar su factor de estrés no significa que entierre la cabeza en la arena y se niegue a afrontar el problema. Significa que estás organizando mejor tu tiempo y valorando que no puedes hacerlo todo. Esto te dará más tiempo para hacer cosas relajantes y te ayudará a sentirte más seguro de ti mismo y capaz de enfrentarte a los distintos problemas que te plantea la vida.

Actuar de este modo también te ayudará a reducir tus niveles de estrés y a tener más control sobre tu entorno.

Alterar la situación

Alterar una situación significa intentar cambiarla a mejor.

Por ejemplo, los conflictos pueden ser una gran fuente de estrés. En lugar de dejar que la situación se encone, utilizar una actitud justa y abierta para afrontar la situación es una opción mucho mejor.

. . .

Comunicar abiertamente tus sentimientos y enfrentarte a una persona de forma respetuosa, sin señalar con el dedo la culpa, dará un resultado mucho mejor. Este es sólo un ejemplo de las muchas formas positivas de modificar una situación potencialmente estresante.

Puede que tengas que acordar que no estás de acuerdo, pero extender una rama de olivo mejorará la situación y desactivará el conflicto, eliminando así la fuente de estrés. La misma táctica puede utilizarse en diversas situaciones.

Cuando sientas que tienes demasiadas cosas en tu plato y te sientas abrumado por el estrés, aprender a aplicar mejores estrategias de gestión del tiempo es otra forma de alterar la situación. En pocas palabras, la gestión del tiempo te ayudará a crear más tiempo.

Aquí tienes unos cuantos trucos útiles:

- Planifique su tiempo diariamente: escriba una lista de las cosas que quiere completar cada día. Puede hacerlo la noche anterior o a primera hora de la mañana. Asegúrese de que su plan es realista y no intente incluir demasiadas cosas en su lista, ya que es probable que esto aumente su nivel de estrés. Recuerda que la razón para planificar tu día es disminuir tu estrés y ayudarte a crear una vida más equilibrada. Para crear un equilibrio, debes incluir el trabajo, la socialización, la relajación, el ejercicio, etc. Esto no sólo le ayudará a sentirse más tranquilo, sino que mejorará su salud y su bienestar general.

- Prioriza las cosas más importantes - De tu lista de cosas que quieres conseguir, dales un número del 1 al 10, siendo el número uno el más importante para ti. No dudes en crear listas de prioridades para los próximos días, semanas o incluso meses.
- Haz uso de las aplicaciones y otras herramientas -- Hoy en día, la mayoría de nosotros intentamos ser más productivos, ya que hay innumerables trabajos, pequeños y grandes, que tenemos que atender cada día.

A algunas personas les resulta muy beneficioso utilizar herramientas en línea que les ayuden a mantener el rumbo. Te sugiero que busques una aplicación de programación con alarmas o que utilices un sitio de gestión de proyectos para mantener todo organizado. Busca en la tienda de aplicaciones de tu teléfono o de tu portátil y averigua qué te funciona.

Puede que sea un trabajo de prueba y error, ¡pero eso está bien!

. . .

Nunca intentes hacer varias cosas a la vez - Puedes pensar que intentar hacer más de una cosa a la vez es una buena idea, pero está demostrado que es contraproducente. No puedes prestar toda tu atención a más de una tarea, y al centrarte en varias cosas a la vez, es más probable que cometas errores y seas más lento en general.

Trabaja cuando seas más productivo por naturaleza - Todos tenemos un momento específico del día en el que nos sentimos más productivos. Para ti, puede ser por la mañana temprano, a la hora de comer o por la noche. Registra cuándo te sientes más concentrado o cuándo tienes más energía. Le sugiero que programe las tareas más complejas o centradas en ese momento. Pasarás menos tiempo completándolas, lo que significa que tendrás más tiempo para dedicar a cosas que te resulten menos estresantes y más relajantes.

Prueba el método Pomodoros: es importante hacer descansos regulares a lo largo del día, tanto si estás trabajando como si intentas acabar con tu lista de tareas pendientes. Las pausas periódicas pueden ayudarte a mantener el rumbo y asegurarte de que sigues concentrado. La técnica Pomodoros puede ayudarte a mantenerte concentrado. Así es como funciona en la práctica: Trabajas durante 25 minutos, concentrándote por completo en la tarea que tienes entre manos, y luego te tomas un descanso de cinco minutos. Después de ese tiempo, trabajas otros 25 minutos y vuelves a hacer una pausa de cinco minutos.

El bloque de trabajo de 25 minutos se denomina Pomodoros, y hay que completar cinco Pomodoros antes de hacer una pausa más prolongada de aproximadamente media hora. Se trata de un método muy útil que muchas personas de éxito utilizan para gestionar mejor su tiempo y trabajar con la mayor eficacia posible.

La gestión del tiempo es vital en muchos sentidos, y le servirá para reducir el estrés en su vida. El uso de las estrategias descritas anteriormente puede alterar fácilmente una situación que te hace sentir abrumado o bajo presión.

Adaptarse al estrés

La tercera opción para gestionar el estrés consiste en aprender a adaptarse a él. Esto puede ayudarte a obtener una sensación de control sobre tus factores de estrés.

Esto incluye lo siguiente:

- Ajustar sus estándares - Redefinir el éxito le ayudará a combatir el perfeccionismo
- Reencuadrar - Buscar lo positivo de cualquier situación - Canalizar los recuerdos felices - Mirar hacia atrás, a los recuerdos felices o a las cosas que se esperan con ilusión
- La comprensión de estos cuatro aspectos de la gestión del estrés puede ayudarle enormemente en su búsqueda de una vida sin estrés. Le permitirán manejar el estrés de forma más positiva al reformularlo en su mente como algo menos abrumador y negativo.

Quiero ampliar estos cuatro puntos para ayudarte a entender mejor sus beneficios y cómo puedes aplicarlos.

Para adaptarse a una situación de estrés, es necesario:

- Piensa si estás tratando de alcanzar una perspectiva perfeccionista - Tratar de ser perfecto todo el tiempo puede causar una gran cantidad de estrés. Es importante recordar que la perfección es inalcanzable y no existe. No es un concepto tangible. Es una idea abstracta, algo creado en tu mente. Y si intentas alcanzar unos niveles poco realistas, siempre te quedarás corto.

Cuando eso ocurre, es fácil que te sientas deprimido, te vuelvas negativo y permitas que el estrés entre en tu vida. Sin embargo, al redefinir lo que consideras un resultado exitoso, puedes adaptarte a las situaciones de tu vida y reducir la cantidad de estrés que experimentas.

- Prueba a reencuadrar - En el capítulo anterior, hablé de reencuadrar un pensamiento negativo en uno positivo. Puedes probar este método durante el proceso de adaptación a tus factores de estrés. Reencuadrar es una técnica que puede ayudarte a ver tu situación actual desde un ángulo diferente y a convertir tu factor de estrés en algo de lo que puedes aprender, en lugar de algo que te arrastra constantemente.

Esperar algo - Hay magia en esperar acontecimientos positivos.

Esto puede ayudarte a ver las situaciones estresantes de tu vida de forma diferente y a reducir tus niveles de estrés. Esperar que ocurra algo agradable te ayudará a centrarte en lo positivo y, por tanto, a distraerte de lo que consideras situaciones adversas en la vida.

. . .

Mira el panorama general - Cuando la respuesta al estrés está en pleno apogeo, es muy fácil permitir que todo se pierda de perspectiva. Preguntarse cuánto importa realmente lo que le molesta le animará a mirar el panorama general y a darse cuenta de que muchas cosas que le hacen infeliz no son importantes. Por lo tanto, no hay necesidad de estresarse por ellas.

Mira más allá del factor estresante y hacia la situación en su conjunto. Haciendo esto, a menudo puedes superar problemas que parecen abrumadores en ese momento. Tu perspectiva de la situación la convertirá en una experiencia positiva o negativa. Lo que se ve como una curva de aprendizaje para una persona puede percibirse como un terrible desastre para otra.

Cambiar tu mentalidad hacia tus factores de estrés te ayudará a adaptarte a la situación y a reducir tu estrés.

Aceptar la situación

A veces, en lugar de manipular una situación, debemos aceptarla tal y como es y permitir que simplemente sea. Esto significa aprender a vivir con las cosas que no podemos controlar, evitar o adaptar, con la intención de seguir adelante. Por muy difícil que sea, a veces es necesario y es la mejor manera de avanzar.

La simple aceptación de una situación te liberará. Cuando algo te arrastra continuamente, es extremadamente difícil superar el estrés que te está causando y, como resultado, estás destinado a experimentar un estrés crónico. La aceptación te ayudará a seguir adelante y te permitirá sentirte feliz independientemente de que el problema se haya resuelto o no.

El proceso de aceptación se produce con el tiempo. No es algo que debas esperar que ocurra de la noche a la mañana.

He aquí algunas formas de ayudarte a aprender la magia de la aceptación y dar un paso adelante:

- Abrirse a alguien de confianza - A veces, es necesario descargar el equipaje con un amigo o un ser querido de confianza y dejarlo salir todo para poder seguir adelante. Te sentirás más libre al eliminar el desorden de tu mente.
- Perdonar - El acto de perdonar construye confianza y crea paz mental. Esto elimina tu identidad de víctima, te da fuerza y te ayuda a evitar que la energía negativa entre en tu vida.

- Céntrese en una perspectiva optimista: los fracasos pueden hacerle sentir pesimista y depreciar sus dones y logros. Aprender a ser más positivo te ayudará a sentirte más optimista sobre el futuro y a aceptar las situaciones que están fuera de tu control.
- Aprende de tus errores - Todo el mundo comete errores de vez en cuando. Cometemos errores en el trabajo, en las relaciones, en los negocios, en los exámenes, etc., y a veces ni siquiera lo sabemos hasta que miramos atrás y deseamos haber hecho las cosas de otra manera. Si un error le causa mucho estrés, piense en la causa del error y aprenda a aplicar este conocimiento para evitar repetirlo. Esto aumentará tu confianza y te dará una sensación de tranquilidad.

Son las llamadas 4 A del alivio del estrés: evitar, alterar, adaptar y aceptar. La forma de manejarlas depende de los efectos que los factores de estrés tengan sobre ti, de cómo te sientas en ese momento y de los métodos que aprendas a utilizar para afrontar las situaciones estresantes.

Toda situación que te haga sentir negativo es un caldo de cultivo para el estrés, y es muy fácil asumir que la mejor opción para eliminar o reducir el estrés es evitar todas las situaciones estresantes. Esto puede parecer lógico, pero no siempre es posible ni saludable comportarse así.

La aceptación es, sin duda, la opción más difícil de las 4 A.

Cuando aceptas la situación, el potencial de estar estresado siempre está ahí. Podría decirse que también hay que adaptarse cuando se acepta la situación porque hay que entender que el riesgo de estrés nunca desaparecerá. Esto sugiere que las 4 A del alivio del estrés funcionan en tándem la mayor parte del tiempo. Se superponen y se retuercen y alteran según la situación y la forma en que nos sentimos en el momento.

Comprender las diferentes opciones disponibles para afrontar el estrés le ayudará a reducir sus niveles de estrés y a seguir adelante.

Esto nos lleva a la siguiente sección, en la que vamos a ver cómo el uso de los sentidos puede ayudarte a reducir el estrés.

6 formas de utilizar los sentidos para reducir el estrés rápidamente

. . .

La mayoría de nosotros hemos sido bendecidos con cinco sentidos: tacto, gusto, oído, vista y olfato. No voy a dedicar tiempo a explicar cómo se relacionan estos sentidos naturales con las distintas partes del cerebro, ya que no es el objetivo de este libro. Pero de lo que quiero hablar en esta sección es de cómo puedes utilizarlos para aliviar rápidamente el estrés. Siempre que notes que tu estrés aumenta, puedes utilizar tus sentidos para reducirlo rápidamente.

La conciencia sensorial es un ejercicio de atención plena que permite observar el entorno y abrazar la experiencia de vivir el momento.

Así es como se utilizan las experiencias sensoriales en beneficio propio:

- Usar la vista - Hay varias maneras en las que usar la vista puede ayudarte a liberar la tensión y calmarte.

Mirar fijamente un objeto estático puede centrar tu mente, lo que reducirá tu nivel de estrés. Al mirar un objeto fijo (una pared, un árbol, un punto en el suelo), invitarás a la calma y te devolverás al momento. Mirar una fotografía significativa también puede ayudarte a conectar con la tierra, y puede recordarte tiempos más felices. Otra forma de desestresarse es desordenar la casa o el espacio de trabajo. Los estudios han demostrado que el desorden puede impedir que las personas se concentren y tiene un impacto negativo en su salud mental.

Esto afecta sobre todo a las mujeres.

Utilizar el olfato: encender una vela o utilizar tu aceite esencial favorito puede relajar el cuerpo y aliviar el estrés. Los aceites esenciales también pueden ayudarte a dormir mejor. Busca aceites como la lavanda, la bergamota, el ylang-ylang, la salvia, la rosa o el jazmín como algunas opciones. Puedes utilizar tu aceite favorito en un difusor o encender una vela aromática y respirar su aroma.

Utilizar el tacto - Cuando estás estresado, abrazar a alguien cercano puede tener un efecto terapéutico. Un abrazo puede ser suficiente para calmarte y devolverte al momento. Puede ayudar a liberar oxitocina, una hormona a menudo conocida como la "hormona del abrazo", o la "hormona del amor". En lugar de abrazar, otra opción podría ser sostener algo que te resulte relajante, como un juguete suave o una manta favorita. Esto se suele recomendar a los niños para ayudarles con el estrés y la ansiedad. Otra forma de reducir el estrés rápidamente y sentirse más tranquilo es acariciar a un perro, un gato u otro animal.

. . .

Aprender a decir "No" puede ser una buena manera de evitar una situación estresante. Negarse a hacer tareas o delegarlas si tiene demasiadas cosas en su plato es una parte importante para evitar el estrés. Esto podría reducir tu nivel de estrés y dejar más espacio en tu vida para hacer las cosas que te importan.

Evitar su factor de estrés no significa que entierre la cabeza en la arena y se niegue a afrontar el problema. Significa que estás organizando mejor tu tiempo y valorando que no puedes hacerlo todo. Esto te dará más tiempo para hacer cosas relajantes y te ayudará a sentirte más seguro de ti mismo y capaz de enfrentarte a los distintos problemas que te plantea la vida.

Actuar de esta manera también te ayudará a reducir tus niveles de estrés y a tener más control sobre tu entorno.

Alterar la situación
Alterar una situación significa intentar cambiarla a mejor.

Por ejemplo, los conflictos pueden ser una gran fuente de estrés. En lugar de dejar que la situación se encone, utilizar una actitud justa y abierta para afrontar la situación es una opción mucho mejor.

. . .

Comunicar abiertamente tus sentimientos y enfrentarte a una persona de forma respetuosa, sin señalar con el dedo la culpa, dará un resultado mucho mejor. Este es sólo un ejemplo de las muchas formas positivas de modificar una situación potencialmente estresante.

Puede que tengas que acordar que no estás de acuerdo, pero extender una rama de olivo mejorará la situación y desactivará el conflicto, eliminando así la fuente de estrés. La misma táctica puede utilizarse en diversas situaciones.

Cuando sientas que tienes demasiadas cosas en tu plato y te sientas abrumado por el estrés, aprender a aplicar mejores estrategias de gestión del tiempo es otra forma de alterar la situación. En pocas palabras, la gestión del tiempo te ayudará a crear más tiempo.

Aquí tienes unos cuantos trucos útiles:

- Planifique su tiempo diariamente: escriba una lista de las cosas que quiere completar cada día. Puede hacerlo la noche anterior o a primera hora de la mañana. Asegúrese de que su plan es realista y no intente incluir demasiadas cosas en su lista, ya que es probable que esto aumente su nivel de estrés. Recuerda que la razón para planificar tu día es disminuir tu estrés y ayudarte a crear una vida más equilibrada. Para crear un equilibrio, debes incluir el trabajo, la socialización, la relajación, el ejercicio, etc. Esto no sólo le ayudará a sentirse más tranquilo, sino que mejorará su salud y su bienestar general.

- Prioriza las cosas más importantes - De tu lista de cosas que quieres conseguir, dales un número del 1 al 10, siendo el número uno el más importante para ti. No dudes en crear listas de prioridades para los próximos días, semanas o incluso meses.
- Haz uso de las aplicaciones y otras herramientas -- Hoy en día, la mayoría de nosotros intentamos ser más productivos, ya que hay innumerables trabajos, pequeños y grandes, que tenemos que atender cada día.

A algunas personas les resulta muy beneficioso utilizar herramientas en línea que les ayuden a mantener el rumbo. Te sugiero que busques una aplicación de programación con alarmas o que utilices un sitio de gestión de proyectos para mantener todo organizado. Busca en la tienda de aplicaciones de tu teléfono o de tu portátil y averigua qué te funciona.

Puede que sea un trabajo de prueba y error, ¡pero eso está bien!

. . .

Nunca intentes hacer varias cosas a la vez - Puedes pensar que intentar hacer más de una cosa a la vez es una buena idea, pero está demostrado que es contraproducente. No puedes prestar toda tu atención a más de una tarea, y al centrarte en varias cosas a la vez, es más probable que cometas errores y seas más lento en general.

Trabaja cuando seas más productivo por naturaleza - Todos tenemos un momento específico del día en el que nos sentimos más productivos. Para ti, puede ser por la mañana temprano, a la hora de comer o por la noche. Registra cuándo te sientes más concentrado o cuándo tienes más energía. Le sugiero que programe las tareas más complejas o centradas en ese momento. Pasarás menos tiempo completándolas, lo que significa que tendrás más tiempo para dedicar a cosas que te resulten menos estresantes y más relajantes.

Prueba el método Pomodoros: es importante hacer descansos regulares a lo largo del día, tanto si estás trabajando como si intentas acabar con tu lista de tareas pendientes. Las pausas periódicas pueden ayudarte a mantener el rumbo y asegurarte de que sigues concentrado. La técnica Pomodoros puede ayudarte a mantenerte concentrado. Así es como funciona en la práctica: Trabajas durante 25 minutos, concentrándote por completo en la tarea que tienes entre manos, y luego te tomas un descanso de cinco minutos. Después de ese tiempo, trabajas otros 25 minutos y vuelves a hacer una pausa de cinco minutos.

El bloque de trabajo de 25 minutos se denomina Pomodoros, y hay que completar cinco Pomodoros antes de hacer una pausa más prolongada de aproximadamente media hora.

Se trata de un método muy útil que muchas personas de éxito utilizan para gestionar mejor su tiempo y trabajar con la mayor eficacia posible.

La gestión del tiempo es vital en muchos sentidos, y le servirá para reducir el estrés en su vida. El uso de las estrategias descritas anteriormente puede alterar fácilmente una situación que te hace sentir abrumado o bajo presión.

Adaptarse al estrés

La tercera opción para gestionar el estrés consiste en aprender a adaptarse a él. Esto puede ayudarte a obtener una sensación de control sobre tus factores de estrés.

Esto incluye lo siguiente:

- Ajustar sus estándares - Redefinir el éxito le ayudará a combatir el perfeccionismo
- Reencuadrar - Buscar lo positivo de cualquier situación - Canalizar los recuerdos felices - Mirar hacia atrás, a los recuerdos felices o a las cosas que se esperan - Evaluar el panorama general - Hacer que un encuentro estresante sea menos abrumador dando un paso atrás y obteniendo una visión más clara de sus objetivos Entender estos cuatro aspectos de la gestión del estrés puede ayudarle enormemente en su búsqueda de una vida sin estrés. Te permitirán manejar el estrés de forma más positiva al replantearlo en tu mente como algo menos abrumador y negativo.

Quiero ampliar estos cuatro puntos para ayudarte a entender mejor sus beneficios y cómo puedes aplicarlos.

Para adaptarse a una situación de estrés, es necesario:

- Piensa si estás tratando de alcanzar una perspectiva perfeccionista - Tratar de ser perfecto todo el tiempo puede causar una gran cantidad de estrés. Es importante recordar que la perfección es inalcanzable y no existe. No es un concepto tangible. Es una idea abstracta, algo creado en tu mente. Y si intentas alcanzar unos niveles poco realistas, siempre te quedarás corto. Cuando eso ocurre, es fácil que te sientas deprimido, te vuelvas negativo y permitas que el estrés entre en tu vida. Sin embargo, al redefinir

lo que consideras un resultado exitoso, puedes adaptarte a las situaciones de tu vida y reducir la cantidad de estrés que experimentas.
- Prueba a reencuadrar - En el capítulo anterior, hablé de reencuadrar un pensamiento negativo en uno positivo. Puedes probar este método durante el proceso de adaptación a tus factores de estrés. Reencuadrar es una técnica que puede ayudarte a ver tu situación actual desde un ángulo diferente y a convertir tu factor de estrés en algo de lo que puedes aprender, en lugar de algo que te arrastra constantemente.

Esperar algo - Hay magia en esperar acontecimientos positivos. Esto puede ayudarte a ver las situaciones estresantes de tu vida de forma diferente y a reducir tus niveles de estrés. Esperar que ocurra algo agradable te ayudará a centrarte en lo positivo y, por tanto, a distraerte de lo que consideras situaciones adversas en la vida.

Mira el panorama general - Cuando la respuesta al estrés está en pleno apogeo, es muy fácil permitir que todo se pierda de perspectiva. Preguntarse cuánto importa realmente lo que le molesta le animará a mirar el panorama general y a darse cuenta de que muchas cosas que le hacen infeliz no son importantes. Por lo tanto, no hay necesidad de estresarse por ellas. Mira más allá del factor estresante y hacia la situación en su conjunto. Haciendo esto, a menudo puedes superar problemas que parecen abrumadores en ese momento. Tu perspectiva de la situación la convertirá en una experiencia positiva o negativa. Lo que se ve como una curva de aprendizaje para una persona puede percibirse como un terrible desastre para otra. Cambiar tu mentalidad hacia tus factores de estrés te ayudará a adaptarte a la situación y a reducir tu estrés.

Aceptar la situación

A veces, en lugar de manipular una situación, debemos aceptarla tal y como es y permitir que simplemente sea. Esto significa aprender a vivir con las cosas que no podemos controlar, evitar o adaptar, con la intención de seguir adelante. Por muy difícil que sea, a veces es necesario y es la mejor manera de avanzar.

La simple aceptación de una situación te liberará.

Cuando algo te arrastra continuamente, es extremadamente difícil superar el estrés que te está causando y, como resultado, estás destinado a experimentar un estrés crónico. La aceptación te ayudará a seguir adelante y te permitirá sentirte feliz independientemente de que el problema se haya resuelto o no.

. . .

El proceso de aceptación se produce con el tiempo. No es algo que debas esperar que ocurra de la noche a la mañana.

He aquí algunas formas de ayudarte a aprender la magia de la aceptación y dar un paso adelante:

- Abrirse a alguien de confianza - A veces, es necesario descargar el equipaje con un amigo o un ser querido de confianza y dejarlo salir para poder seguir adelante. Te sentirás más libre al eliminar el desorden de tu mente.
- Perdonar - El acto de perdonar construye confianza y crea paz mental. Esto elimina tu identidad de víctima, te da fuerza y te ayuda a evitar que la energía negativa entre en tu vida.
- Céntrese en una perspectiva optimista: los fracasos pueden hacerle sentir pesimista y depreciar sus dones y logros. Aprender a ser más positivo te ayudará a sentirte más optimista sobre el futuro y a aceptar las situaciones que están fuera de tu control.
- Aprende de tus errores - Todo el mundo comete errores de vez en cuando. Cometemos errores en el trabajo, en las relaciones, en los negocios, en los exámenes, etc., y a veces ni siquiera lo sabemos hasta que miramos atrás y deseamos haber hecho las cosas de otra manera. Si un error le causa mucho estrés, piense en la causa del error y aprenda a aplicar este conocimiento

para evitar repetirlo. Esto aumentará tu confianza y te dará una sensación de tranquilidad.

Son las llamadas 4 A del alivio del estrés: evitar, alterar, adaptar y aceptar. La forma de manejarlas depende de los efectos que los factores de estrés tengan sobre ti, de cómo te sientas en ese momento y de los métodos que aprendas a utilizar para afrontar las situaciones estresantes.

Toda situación que te haga sentir negativo es un caldo de cultivo para el estrés, y es muy fácil asumir que la mejor opción para eliminar o reducir el estrés es evitar todas las situaciones estresantes. Esto puede parecer lógico, pero no siempre es posible ni saludable comportarse así.

La aceptación es, sin duda, la opción más difícil de las 4 A. Cuando aceptas la situación, el potencial de estar estresado siempre está ahí. Podría decirse que también hay que adaptarse cuando se acepta la situación porque hay que entender que el riesgo de estrés nunca desaparecerá. Esto sugiere que las 4 A del alivio del estrés funcionan en tándem la mayor parte del tiempo. Se superponen y se retuercen y alteran según la situación y la forma en que nos sentimos en el momento.

. . .

Comprender las diferentes opciones disponibles para afrontar el estrés le ayudará a reducir sus niveles de estrés y a seguir adelante.

Esto nos lleva a la siguiente sección, en la que vamos a ver cómo el uso de los sentidos puede ayudarte a reducir el estrés.

Formas de utilizar los sentidos para reducir el estrés rápidamente

La mayoría de nosotros hemos sido bendecidos con cinco sentidos: tacto, gusto, oído, vista y olfato. No voy a dedicar tiempo a explicar cómo se relacionan estos sentidos naturales con las distintas partes del cerebro, ya que no es el objetivo de este libro. Pero de lo que quiero hablar en esta sección es de cómo puedes utilizarlos para aliviar rápidamente el estrés. Siempre que notes que tu estrés aumenta, puedes utilizar tus sentidos para reducirlo rápidamente.

La conciencia sensorial es un ejercicio de atención plena que permite observar el entorno y abrazar la experiencia de vivir el momento.

. . .

Así es como se utilizan las experiencias sensoriales en beneficio propio:

- Usar la vista - Hay varias formas de usar la vista para liberar la tensión y calmarse. Mirar fijamente un objeto estático puede centrar tu mente, lo que reducirá tu nivel de estrés. Al mirar un objeto inmóvil (una pared, un árbol, un punto en el suelo), invitarás a la calma y te devolverás al momento. Mirar una fotografía significativa también puede ayudarte a conectar con la tierra, y puede recordarte tiempos más felices. Otra forma de desestresarse es desordenar la casa o el espacio de trabajo. Los estudios han demostrado que el desorden puede impedir que las personas se concentren y tiene un impacto negativo en su salud mental. Esto afecta sobre todo a las mujeres.
- Utilizar el olfato: encender una vela o utilizar tu aceite esencial favorito puede relajar el cuerpo y aliviar el estrés. Los aceites esenciales también pueden ayudarte a dormir mejor. Busca aceites como la lavanda, la bergamota, el ylang-ylang, la salvia, la rosa o el jazmín como algunas opciones. Puedes utilizar tu aceite favorito en un difusor o encender una vela aromática y respirar su aroma.

Usar el tacto - Cuando estás estresado, abrazar a alguien cercano puede tener un efecto terapéutico. Un abrazo puede ser suficiente para calmarte y devolverte al momento. Puede ayudar a liberar oxitocina, una hormona a menudo denominada "hormona del abrazo" o "hormona del amor". En lugar de abrazar, otra opción podría ser sostener algo que te resulte relajante, como un juguete suave o una manta favorita. Esto se suele recomendar a los niños para ayudarles con el estrés y la ansiedad. Otra forma de reducir el estrés rápidamente y sentirse más tranquilo es acariciar a un perro, un gato u otro animal.

5

## Practicar el autocuidado

El autocuidado físico es algo que cada uno de nosotros controla. Si prestamos más atención a nuestros hábitos poco saludables y nos comprometemos a cambiarlos por algo más sano y positivo, el estrés no tendrá tanto espacio para campar a sus anchas. Esto también reduciría algunos de los factores de riesgo de desarrollar enfermedades graves mencionados anteriormente.

En la siguiente sección, exploraremos diferentes formas de reducir el estrés y mejorar su salud física, lo que en general aumentará su felicidad cotidiana.

Tu salud física hará que tu cuerpo sea más fuerte. Y si a esto le añades la idea del autocuidado emocional y mental, comprenderás los beneficios que podrían llegar a ti.

· · ·

La importancia del sueño

El sueño es mucho más importante de lo que creemos. Sólo hay que pensar en lo malhumorado, cansado y falto de energía que se siente uno cuando se ha perdido una sola noche de sueño de buena calidad. Al día siguiente te sientes lento y perezoso, lo que hace que te sientas estresado, y tu nivel de productividad se ve significativamente afectado. Dejamos las cosas para más tarde, trabajamos a un ritmo más lento de lo normal y cometemos errores porque el cansancio afecta a nuestra atención y concentración.

El sueño es vital para la salud en general y su bienestar, y la falta de sueño tiene una relación directa con el aumento de los niveles de estrés. Una vez que aprendas a priorizar el sueño, hay muchas cosas que puedes hacer para asegurarte de que duermes bien todas las noches.

Aquí tienes algunas ideas que puedes poner en práctica para dormir mejor:

Acuéstate siempre a la misma hora cada noche y levántate a la misma hora cada mañana.

Evita cualquier cosa demasiado estimulante antes de acostarte, como ver películas de acción o de terror, o hacer cualquier cosa que te acelere el pulso.

. . .

Evita llevarte el teléfono a la cama, ya que la luz que emite la pantalla puede hacer estragos en tus hormonas, impidiendo que te duermas. Además, te distrae y no te ayuda a relajarte.

Tomar un baño caliente antes de acostarse puede relajarle y ayudarle a dormir más rápidamente.

Evite las comidas pesadas antes de acostarse.

Crea una rutina para ir a dormir que puedas cumplir. Tu cerebro reconocerá lo que estás haciendo y captará la señal de que la hora de dormir está a la vuelta de la esquina, ralentizando tus movimientos y ayudándote a relajarte.

Prueba la meditación para dormir. Esto podría ayudarte a calmarte, relajarte y dormirte de forma natural.

No tengas la habitación demasiado caliente o demasiado fría, ya que esto podría afectar a tu sueño. Asegúrate de que la temperatura es la adecuada para ti.

Considere la posibilidad de tomar melatonina. Es una hormona natural que regula el ciclo de sueño del cuerpo.

・ ・ ・

Antes de tomar melatonina, pida consejo a su médico.

Es muy común experimentar problemas de sueño relacionados con el estrés, por lo que es una especie de círculo vicioso en muchos sentidos.

Cuando uno está estresado por algo o preocupado en general, el sueño es lo primero que se ve afectado. La falta de sueño repercute en todos los aspectos de tu vida: tu energía, tu dieta, tu estado de ánimo, tu felicidad, etc.

Como resultado, el ciclo da vueltas y vueltas, volviéndose más severo debido a que no se descansa adecuadamente cada noche.

Es una buena idea seguir técnicas generales de gestión del estrés para reducir sus factores de estrés. Al hacerlo, mejorarás tu sueño. Si ves que la falta de sueño sigue siendo un problema, te recomiendo que visites a un médico y sigas sus consejos. El insomnio es un problema grave, y la falta de sueño aparece tras un par de noches de sueño de mala calidad.

・ ・ ・

Es posible que tu médico te ayude a identificar la causa de tu insomnio y a estudiar las formas de mejorar tu sueño. Sin embargo, en su mayor parte, las técnicas de autoayuda para el sueño que te he recomendado deberían aliviar el problema.

Asegúrese de comer alimentos sanos y nutritivos

Cuando tu dieta no es saludable, afecta a tu energía, sistema inmunitario y salud mental. Los aperitivos con alto contenido en azúcar y los alimentos procesados pueden tentarte, pero estarías menos inclinado a comerlos si comprendieras los efectos perjudiciales que tienen para tu salud.

Llevar una dieta sana, nutritiva y equilibrada afectará positivamente a tu cuerpo y te ayudará a sentirte con energía y salud. No querrás recurrir a esos alimentos poco saludables una vez que notes la diferencia en tu bienestar.

Por supuesto, eso no significa que no puedas darte un capricho de vez en cuando. Si te gusta el helado, cómete un bol de tu sabor favorito una vez a la semana como capricho. Si te gusta el chocolate, cógete una tableta un viernes por la noche para darte una palmadita en la espalda por un trabajo bien hecho. Una alimentación sana no consiste en privarse, sino en moderarse y comprender que su salud se resentirá si va demasiado lejos en una dirección.

Entonces, ¿cómo es una dieta sana y nutritiva?

Consiste en el consumo diario de:

- Frutas y verduras frescas
- Cereales integrales
- Nueces
- Proteínas magras (huevos, pescado, frutos secos, judías, carne magra)
- Legumbres
- Productos lácteos

Estos alimentos deben ser tu fuente de los principales nutrientes necesarios para el funcionamiento saludable de tu cuerpo y tu mente.

Para evitar caer en el extremo poco saludable del espectro, debes evitar:

- Alimentos procesados, por ejemplo, comida para llevar o para microondas
- Granos refinados
- Demasiada carne roja
- Carne procesada

- Grasas trans
- Sal añadida
- Azúcar añadido
- Demasiado alcohol

Hay innumerables comidas deliciosas que puedes hacer con ingredientes saludables, y la acción de cocinar una comida y usar tus manos para hacer algo creativo puede ser estresante en sí misma.

Intenta evitar la comida para llevar si es posible, o al menos redúcela al mínimo, ya que está repleta de sal añadida y calorías vacías. Suelen estar hechos de carnes procesadas y otros ingredientes poco saludables.

Los suplementos y tés para la salud pueden ayudar

Tal vez te apetezca optar por los suplementos para la salud.

Estos pueden ser en forma de pastillas o bebidas, como tés calmantes. Seguro que has oído hablar del té de manzanilla.

. . .

Durante años se ha utilizado para reducir el estrés, calmar los nervios y crear una sensación general de tranquilidad.

Antes de empezar a tomar cualquier suplemento para la salud, debe hablar primero con su médico. Esto es especialmente importante si ya está tomando algún medicamento u otro tipo de suplemento. La mayoría de los suplementos son seguros, pero es posible que se produzcan algunas interacciones con los medicamentos recetados. Por lo tanto, hablar con su médico aliviará cualquier preocupación que pueda tener y le dará la información que necesita.

Se sabe que algunos suplementos ayudan a reducir el estrés.

Aquí hay algunos que puede incorporar a su dieta diaria.

- Rhodiola rosea - Se trata de una hierba originaria de partes de Asia y Rusia. Puede ayudar a reducir el estrés aumentando la resistencia natural al mismo. Se conoce como un adaptógeno, y muchos estudios han demostrado que la Rhodiola rosea también puede ayudar a dormir mejor.
- Melatonina - Ya he mencionado la melatonina como un suplemento que ayuda a dormir. Hay una fuerte conexión entre la falta de sueño y el estrés; por lo tanto, este suplemento también

puede reducir el estrés. Al conseguir un mejor sueño nocturno, usted será capaz de manejar el estrés de manera más eficaz.

- Glicina - Es un aminoácido que puedes tomar como suplemento para aumentar tu resistencia natural al estrés. Sus efectos calmantes pueden ayudarte a dormir mejor por la noche.
- Ashwagandha - Utilizada a menudo en la antigua medicina india Ayurveda, la ashwagandha es una hierba medicinal que ofrece muchos beneficios para la salud, como la reducción del estrés, la ansiedad y la depresión. Los estudios han demostrado que las personas que la tomaban a menudo tenían un nivel de cortisol más bajo en sus cuerpos y mejoraban los síntomas del estrés.
- L-teanina - ¡Esta es una gran excusa para beber té! La L-teanina es un aminoácido que suele encontrarse en las hojas de té. Puede ayudarte a relajarte y a reducir el estrés de forma natural. Una de las ventajas de tomar este suplemento es que no tiene efectos sedantes naturales, lo que significa que no te dará sueño, pero te ayudará a sentirte más relajado.
- Vitaminas del complejo B - Muchas personas carecen de las vitaminas B esenciales en su dieta, por lo que tomar un suplemento puede ayudarle en este sentido. Las vitaminas del complejo B contienen una mezcla de las ocho vitaminas B diferentes, vitales para la salud y el bienestar. Los

beneficios de tomar este suplemento incluyen la reducción de los síntomas de la depresión, la mejora de la agudeza mental y la reducción del estrés.

- Kava - El kava se suele tomar en té y contiene kavalactonas. Éstas aumentan la descomposición natural de un neurotransmisor que reduce la actividad del sistema nervioso. Como resultado, uno se siente más feliz y relajado. También se ha demostrado que la kava disminuye la ansiedad en algunos casos.
- Manzanilla - El consumo regular de té de manzanilla puede reducir el estrés, ayudarle a relajarse y minimizar la ansiedad.

Si considera tomar alguno de los suplementos sugeridos en esta sección, quiero recordarle de nuevo que hable con su médico de antemano para asegurarse de que es seguro hacerlo.

Hacer más ejercicio

Si aún no hace ejercicio, le aconsejo que considere la posibilidad de incorporar el ejercicio regular a su rutina.

. . .

El ejercicio tiene muchos beneficios: ayuda a mantener un peso saludable y reduce los riesgos para la salud del aumento de peso y la obesidad. También puede reducir el ritmo cardíaco, disminuir la presión arterial, aumentar los niveles de energía, favorecer un sueño reparador, mejorar la salud mental y reducir la ansiedad. Como es lógico, también puede disminuir la cantidad de las hormonas del estrés, el cortisol y la adrenalina. No es de extrañar que, si se busca en Google "gestión del estrés", el ejercicio aparezca como uno de los principales métodos exitosos para aliviar el estrés.

El ejercicio hace que el cuerpo libere endorfinas. Éstas son sustancias químicas del cerebro que le proporcionan energía, aumentan su estado de ánimo y proporcionan una forma natural de reducir el dolor. Las endorfinas también ayudan a dormir mejor, lo que sin duda tiene un efecto beneficioso sobre los niveles de estrés. Al potenciar las endorfinas y reducir los niveles de estrés, el ejercicio ha demostrado ser una gran manera de reducir el estrés de forma natural y saludable.

Los estudios han demostrado que hacer ejercicio puede mejorar la memoria, la positividad y la confianza de las personas. Todos estos factores pueden tener un profundo efecto sobre el estrés.

Entonces, ¿cuánto ejercicio debería hacer a la semana?

. . .

No es necesario hacer ejercicio todos los días para sentirse más tranquilo y positivo. Subir las escaleras en lugar del ascensor o ir andando al trabajo en lugar de conducir son formas sencillas y fáciles de mover el cuerpo cada día.

El tipo de ejercicio que se realiza depende de la elección personal. Cualquier cosa que aumente el ritmo cardíaco, haga bombear la sangre o le haga perder el aliento cuenta como ejercicio.

Pero hay algunos tipos de actividades muy relajantes que no te harán sudar y te ayudarán a reducir los niveles de estrés. Aquí están:

- Yoga - Es un gran alivio del estrés porque se centra en la respiración, animándote a vivir el momento. También proporciona una gran sensación de relajación debido a las posturas de estiramiento que implica. El yoga es un ejercicio de mente y cuerpo, y los ejercicios de respiración profunda que incorpora son ideales para reducir el estrés.
- Tai Chi - Al igual que el yoga, el tai chi favorece la relajación y la sensación de calma. Los movimientos son lentos y fluidos, y te mueves a través de ellos en línea con tu respiración.

Además de reducir el estrés, el Tai Chi también ayuda a aumentar el funcionamiento del sistema inmunitario, fortalece los huesos y reduce la presión arterial.
- Pilates - El pilates se confunde a menudo con el yoga. La principal diferencia es que es un poco más intenso. El pilates es ideal para aumentar la fuerza y la flexibilidad del cuerpo, pero también ayuda con el estrés porque es una gran fuente de energía aeróbica.
- Natación - La natación es un ejercicio aeróbico y es excelente para tonificar el cuerpo y concentrar la mente. Además, estar en el agua puede aflojar tu cuerpo y hacerte sentir más relajado.
- Caminar - Ya mencioné antes la caminata consciente como una forma de manejar el estrés. Pero cualquier tipo de paseo puede reducir las hormonas del estrés. Es un ejercicio común que mejora el bienestar al potenciar las endorfinas, una hormona del bienestar que reduce el estrés.

Si te centras en el ejercicio y lo haces con regularidad, mejorarás la salud de tu cuerpo y tu mente. Sin embargo, no debes asumir que el ejercicio es una cura mágica para el estrés por sí solo. Debes combinar todos los métodos de autocuidado físico comentados en esta sección, ya que ninguno de ellos puede funcionar eficazmente de forma aislada. Prestar atención a todas las áreas de tu autocuidado es crucial para una mejor gestión del estrés.

## La importancia de las conexiones sociales

Es importante tener tiempo a solas. Esto puede ayudarte a reagruparte y te da la oportunidad de reflexionar y desarrollar una relación sana contigo mismo. La relación que tienes contigo mismo es la base sobre la que se construyen todas las demás relaciones y conexiones, así que asegúrate de cuidarla.

Pasar tiempo a solas es crucial, pero es igualmente importante que pases tiempo con otras personas. Las conexiones sociales nos dan forma y nos ayudan a convertirnos en quienes somos.

Por lo tanto, es esencial encontrar un equilibrio entre pasar tiempo con los demás y pasar tiempo a solas. Ambos son vitales para aumentar tu bienestar.

Los humanos somos seres sociales y buscamos continuamente conexiones con otras personas a nivel emocional, espiritual, mental y físico.

. . .

Intentamos crear conexiones profundas en nuestras relaciones con amigos, compañeros de trabajo, parejas sexuales y familiares.

Las personas con muy pocos amigos tienen menos acceso a una salida regular de las emociones, en comparación con las personas con un gran grupo de amigos. Esto puede aumentar potencialmente la negatividad y provocar estrés.

Esto no significa que tengas que hacerte amigo de todas las personas con las que te cruzas, pero sí que sería beneficioso acercarte a las personas en las que confías y forjar conexiones significativas con ellas.

A menudo, los vínculos que establecemos con otras personas son los que nos dan propósito y paz interior. Los vínculos sociales fuertes mejoran nuestra salud física y mental, e incluso nos ayudan a vivir más tiempo.

Por ello, es vital tener fuertes vínculos con las personas que forman parte de nuestra vida, y pasar tiempo con quienes nos importan y conectar con ellos a un nivel más profundo es una forma de tener una existencia más feliz y despreocupada en general. En muchos casos, establecer y mantener relaciones estrechas es la clave para aliviar el estrés.

. . .

Los estudios han demostrado que las personas son más felices en los días en los que pueden pasar entre 6 y 7 horas con amigos, familiares o pareja, si la tiene.

Esto mejora el estado de ánimo, aumenta la positividad y, como resultado, reduce el estrés.

Casi ocho mil millones de personas viven en este planeta en este mismo momento. Aunque el mundo es un lugar superpoblado, la realidad es que no hay mucha gente que tenga muchos amigos físicos. En la era de las redes sociales y la interacción online, un gran porcentaje de la población humana solo tiene amigos virtuales.

Construir conexiones estrechas y profundas lleva tiempo, pero establecer conexiones con la gente no tiene por qué llevar mucho tiempo, y puedes hacerlo en varios contextos. Puede tratarse de ayudar a una persona mayor a cruzar la calle, invitar a un café a un indigente o sujetar la puerta del ascensor a una mujer embarazada a la que le cuesta caminar rápido.

Compartir pequeños actos de bondad crea vínculos y es una forma probada de mejorar el estado de ánimo y reducir el estrés.

. . .

Nunca debe ignorarse la importancia de las conexiones humanas, y los que tienen conexiones fuertes son los que más brillan.

## Aspectos mentales, espirituales y emocionales del autocuidado

Hasta ahora hemos hablado de algunas de las principales formas de cuidarse, como dormir lo suficiente, hacer ejercicio con regularidad, comer de forma saludable, tomar suplementos naturales y establecer vínculos sólidos con otras personas. Pero eso no es todo. Es la combinación de elementos que se reúnen la que te da un enfoque completo de la vida.

Conseguir esto aumentará de forma natural tu felicidad, y la reducción drástica de los niveles de estrés será un agradable efecto secundario de tus acciones.

El autocuidado físico es vital. La mente no puede funcionar correctamente si su salud física no está en buena forma. Y si tu salud psicológica o mental se resiente, los aspectos espirituales y emocionales de tu bienestar tampoco alcanzarán su máximo potencial. Cada parte de tu interior está interconectada; por lo tanto, necesitas cuidar bien cada aspecto de tu ser.

. . .

En esta sección, aprenderás nuevas formas de ayudarte a dominar tu autocuidado mental, espiritual y emocional, para que puedas experimentar menos ansiedad y estrés, y sentirte lo mejor posible.

Autocuidado mental

Si está estresado, puede sentir que su mente está llena de niebla. Te cuesta concentrarte y tu rendimiento en el trabajo también puede verse afectado.

Para contrarrestarlo, hay que reservar tiempo para ejercitar la mente a diario, del mismo modo que se dedica tiempo a ejercitar el cuerpo.

El autocuidado mental debe estar en tu lista de prioridades cada día. Estos son algunos de los mejores consejos de autocuidado mental que puedes practicar a diario:

- Aprender algo nuevo - Aprender algo es una forma estupenda de aumentar tu confianza y agudizar tu mente al mismo tiempo. Puedes hacerlo asistiendo a un curso universitario, practicando un deporte, cocinando una nueva receta, hablando un idioma extranjero, practicando una nueva rutina de baile, etc. Hay muchas maneras de aprender nuevas habilidades y ejercitar la mente. Después de aprender algo nuevo, la sensación de logro te dará una sensación de satisfacción y te hará sentir mejor contigo mismo.

- Organiza tu espacio personal - Aunque no parezca relacionado con el autocuidado mental, desordenar tu espacio puede afectar positivamente a tu estado mental, ya que tu mente tenderá a seguir lo que ve. Si todo lo que te rodea está desordenado y desorganizado, tu mente sentirá lo mismo. Una forma estupenda de volver a centrarte, despejar tu mente y desahogarte es desordenar el espacio que te rodea. ¿Tienes un cajón en tu oficina que está lleno de trastos que nunca utilizas? Tal vez tengas la costumbre de tirar allí cosas para las que no tienes espacio. Ahí es donde tienes que empezar.

Tira lo que no necesites de ese cajón y pasa a lo siguiente. Revisa los demás cajones, el armario, los armarios de la cocina, el garaje. Trabaja en todo ello y siente cómo tu mente se vuelve más organizada y centrada.

- Haz pausas regulares: puede que pienses que necesitas trabajar sin hacer pausas debido a la carga de trabajo y los plazos. Sin embargo, se ha demostrado que es todo lo contrario. Es importante hacer pausas regulares en el trabajo. Estas pausas te dan la oportunidad de volver a concentrarte, desestresarte y recargar las pilas. Esto mejorará su nivel de productividad y contribuirá a su bienestar mental. La mayoría de las personas se sienten estresadas por su carga de trabajo. Al hacer pausas regulares, te sentirás más relajado, serás más creativo y tendrás una mayor satisfacción en el trabajo. Esto reducirá drásticamente sus niveles de estrés.

Autocuidado espiritual

El estrés puede hacerte sentir que el mundo y tu lugar en él están al revés. Por eso, alimentar tu espíritu a través de la religión, la meditación, el mindfulness o cualquier otra actividad catártica puede aportarte muchos beneficios.

El autocuidado espiritual no significa necesariamente que tenga que ser religioso.

Si eres religioso y sigues una creencia religiosa tradicional, comprometerte más con tu iglesia, mezquita, sinagoga o templo podría mejorar tu sensación de bienestar espiritual.

Por otra parte, muchas actividades pueden ayudarte a reducir el estrés y a equilibrar tu espiritualidad. Entre ellas se encuentran las siguientes:

- Meditación
- Yoga
- Tai Chi
- Pasar tiempo en la naturaleza

Practicar técnicas de respiración profunda

- Llevar un diario de gratitud
- Rezar
- Explorar y alinearse con sus valores
- Leer citas inspiradoras
- Escuchar o ver vídeos de motivación

El bienestar espiritual también puede obtenerse a través de acciones positivas. Por ejemplo, el voluntariado en una organización benéfica que conecte con tus valores puede dejarte una profunda sensación de plenitud espiritual.

. . .

Autocuidado emocional

Su vida emocional es quizás más vulnerable al estrés que cualquier otra parte de su vida. Y tus relaciones son clave para tu salud emocional.

Para entender mejor el impacto de las relaciones en tu bienestar, quiero que hagas lo siguiente:

- Mira en el fondo de tu corazón y piensa en todas las personas con las que te gusta pasar el tiempo y que te ayudan a sentirte positivo.
- Mira en el fondo de tu corazón y piensa en todas las personas cuya compañía te hace sentir mal.

Tus respuestas a estas preguntas te ayudarán a crear conciencia sobre las relaciones positivas y negativas en tu vida. Algunas de las cosas que aprenderás de este ejercicio incluyen la capacidad de identificar:

- Con qué personas quieres pasar más tiempo
- Con qué personas quieres pasar menos tiempo
- Qué personas quieres eliminar de tu vida
- Qué personas te gustaría seguir teniendo en tu vida, pero quieres cambiar la forma de relacionarte con ellas

Las relaciones que mantenemos con otras personas pueden ser inmensamente cariñosas, angustiosas o cualquier cosa intermedia. Por ello, nuestras relaciones e interacciones con los demás tienen un enorme impacto en nuestro bienestar emocional. Pueden darnos una sensación de paz o crear una confusión interna que nos lleve a altos niveles de estrés e infelicidad.

Para la mayoría de nosotros, nuestras emociones son responsables de desarrollar muchos hábitos negativos. Algunos de estos hábitos incluyen comer emocionalmente, beber, fumar o utilizar otro método de auto abuso y auto distracción.

Cualquier hábito perjudicial para la salud puede convertirse rápidamente en una adicción, a menos que empieces a centrarte en tu autocuidado emocional para revertir una espiral descendente.

La práctica de estos principios de autocuidado emocional mejorará tu confianza en ti mismo, aumentará tu autoestima y reducirá tus niveles de estrés. Estas son algunas de las cosas que puedes hacer:

- Aprende a expresar tus emociones

- Aprende a hablar de tus sentimientos, ya sean positivos o negativos
- Haz algo cada día que te haga feliz
- Háblate a ti mismo de forma cariñosa
- Háblate a ti mismo con respeto
- Llora si es necesario
- Ríete todo lo que puedas
- Buscar positivos
- Respetar sus esfuerzos
- Aprenda todo lo que pueda sobre sus necesidades
- No tengas miedo de pedir ayuda

7 maneras de cuidarse y mejorar su vida

Hasta ahora en este capítulo, he compartido muchas ideas e información sobre cómo manejar el estrés de forma saludable a través de varios principios de autocuidado, incluyendo métodos de autocuidado físico, social, mental, espiritual y emocional.

Cuando tu cuerpo, mente y alma están alineados y residen juntos en un lugar saludable, puedes ofrecer mucho más a ti mismo y a las personas en tu vida.

La sección final de este capítulo explora siete formas específicas de cuidarse y mejorar su vida. Quiero que incorpores estos métodos al resto de la información que has digerido de este capítulo y que luego hagas un pacto para centrarte en ellos diariamente.

1. Aprende a decir "no"

Anteriormente en el libro, mencioné el arte de decir "No". Aunque los beneficios pueden no ser inmediatamente obvios, quiero incluirlo en esta sección como una de las formas de cuidar de uno mismo.

Decir "sí" en lugar de decir "no" suele ocurrir cuando uno tiene ganas de agradar y quiere quedar bien con la persona que le pide ayuda.

Cuando digas "No", no debes considerarte egoísta o maleducado. Más bien es una forma importante de atender a tus necesidades y de asegurarte de que no te sobrecargas con cosas que no puedes o no quieres hacer.

Decir "no" es una parte esencial del autocuidado. Significa que estás dando importancia al respeto por ti mismo y aprendiendo a valorarte. Esto crea límites que te dan más libertad y más tiempo libre para las cosas que son importantes para ti.

. . .

## 2. Dedica un día a tu autocuidado cada semana

Comprometerse a dedicar un día a la semana sólo a uno mismo parece un lujo, pero no lo es en absoluto: es una necesidad.

Anteponer tus necesidades y deseos a los de los demás puede suponer una enorme diferencia para tu salud, tu vida y tu bienestar en general.

Todos nos apresuramos a saltar en ayuda de los que nos rodean, pero nunca somos tan rápidos para saltar a la nuestra.

Una buena manera de remediarlo es dedicar un día a la semana a tu propio cuidado.

Elige bien tu día y trata de hacer cosas agradables en el día elegido.

Coma su comida favorita y saludable, salga a caminar, tome un baño caliente o socialice con sus amigos. Haz algo creativo y céntrate simplemente en el número uno: ¡eres tú!

· · ·

Hacer algo semanalmente que alimente tu alma puede ayudarte a lidiar con las situaciones de estrés mucho más fácilmente.

Si te colocas en lo más alto de tu lista de prioridades y te dedicas un día a la semana, todas las semanas, puedes superar la mayor parte del estrés que entra en tu vida.

El agotamiento es mucho más fácil de experimentar de lo que se cree. Este día de autocuidado puede superarlo.

3. Recompénsese cada día

¿Cuándo fue la última vez que te premiaste por algo y sin motivo alguno?

Si realmente te esfuerzas por eliminar el estrés y mejorar tu vida, empieza con un hábito pequeño pero significativo que puedas desarrollar con el tiempo.

Empiece por hacerse un regalo a diario. Puede ser una taza de té con una pequeña porción de pastel, una prenda nueva o un viaje corto.

. . .

A menudo creemos que una recompensa para nosotros mismos tiene que ser un acontecimiento raro y costoso que se planifica y se obtiene mediante el trabajo duro. No es necesario planificar una recompensa, ni tampoco hay que esforzarse mucho para merecerla. Para disminuir el estrés y mejorar la felicidad, acostúmbrate a darte un capricho en cualquier momento.

Cuando se trata de mejorar la calidad de tu vida, no debería haber una ocasión obvia para una recompensa. El mero hecho de ser tú es una razón suficiente para hacerlo, incluso cuando tu cartera está vacía. No hace falta dinero para hacer algo bonito por uno mismo. Algo tan sencillo como leer un libro mientras te das un baño caliente, pedirle a tu pareja que te dé un masaje antes de acostarte o dar un paseo por la naturaleza, puede aportar muchos beneficios, y no cuesta nada.

¿Por qué es tan importante premiarse cada día?

Premiarse con un pequeño capricho diario le dará un impulso extra de motivación, felicidad y positividad. Cuando tu cerebro provoca emociones placenteras, es más probable que resuelvas tus problemas y alejes el estrés con facilidad.

. . .

Las personas con estrés crónico pueden obtener grandes beneficios al hacer esto.

Las recompensas diarias crean hábitos positivos en nuestra mente y nos enseñan a ver lo mejor en lo peor. En lugar de sentirse agotado, se sentirá rejuvenecido y más capaz de afrontar con confianza los retos de la vida diaria.

4. Los viajes deben ser por prescripción médica.

Ver cosas nuevas, conocer gente nueva, vivir nuevas experiencias, abrir la mente y los ojos... es algo hermoso, y tiene un gran impacto en tu vida y en cómo te sientes con respecto al mundo.

Viajar es muy bueno para la salud mental y es un excelente antiestrés. Puede mejorar la salud de su corazón tanto en el sentido físico como en el espiritual.

Hay algo muy humilde en ver diferentes culturas y el modo de vida de otras personas. Ayuda a poner las cosas en perspectiva.

Viajar te da la oportunidad de reconstruir tu cerebro, reinventarte y reevaluar tu vida.

. . .

Muchas personas que se van de viaje, sea cual sea la forma en que lo hagan, a menudo se sienten cambiadas hasta cierto punto cuando regresan a casa. Se sienten más capaces de dejar pasar las pequeñas cosas, en lugar de permitir que se conviertan en una bola de nieve fuera de control, bajando por una montaña y convirtiéndose en una avalancha.

Viajar puede darle un nuevo comienzo cuando intenta recuperarse de un cambio drástico en su vida, ya sea porque ha perdido su trabajo, se ha recuperado de una enfermedad grave o se ha enfrentado a un divorcio.

Interactuar con el mundo que le rodea a través de los viajes puede darle un propósito, aliviar la tristeza y aliviar el estrés.

Además, descubrir nuevos lugares y ampliar tus perspectivas puede hacerte más abierto a actividades y creencias desconocidas. Esto es especialmente cierto cuando se viaja al extranjero.

Al conocer varias culturas, empiezas a prestar atención a la tuya. Esto puede hacer que reconsideres tus valores y principios y que cambies algunos de ellos para mejor.

Viajar no significa ir de mochilero por el sudeste asiático o Sudamérica, aunque ciertamente puedes hacerlo si lo deseas.

. . .

Viajar puede consistir simplemente en un viaje en solitario a un nuevo lugar de vacaciones o en unas cuantas excursiones organizadas a zonas rurales locales, o puede significar ir en un crucero y ver muchos lugares diferentes a la vez. En pocas palabras, viajar significa abrir los ojos y la mente a cosas nuevas y dejar que esas experiencias te enriquezcan.

Viajar puede ayudarte a ser más resistente mentalmente. Viajar solo, por ejemplo, es intimidante y fantástico al mismo tiempo.

Te saca de tu zona de confort y te obliga a superar obstáculos en un entorno desconocido, rodeado de gente que quizá no entienda tu idioma o que no esté familiarizada con tu forma de relacionarte con el mundo.

La próxima vez que estés estresado o agotado, reserva tu billete y haz las maletas. Puede ser un viaje de un día o unas vacaciones de dos semanas. No sólo descansarás de tus problemas, sino que también mejorarás tu capacidad para resolverlos y volverás con una nueva perspectiva de tus problemas.

5. Hacer una auditoría de vida

. . .

La mayoría de la gente hace propósitos de Año Nuevo y no los cumple. Para evitar esta situación, le sugiero que intente hacer una auditoría de su vida. Es una forma mucho más productiva de ver tus objetivos.

Para mantener viva la motivación, recomiendo volver a la auditoría de vida cada tres o seis meses. No hace falta que esperes hasta el año nuevo para empezar este proceso. Puedes empezar hoy mismo.

Hay muchas áreas en tu vida que pueden beneficiarse de una auditoría de vida, incluyendo el amor, las amistades, la familia, el trabajo, el dinero, la salud, la vivienda o cualquier otra cosa que sea importante para ti. Evaluar las diferentes áreas puede ayudarte a crear un plan para saber hacia dónde vas y qué te está frenando.

Una auditoría anual de la vida es una forma excelente de determinar y establecer nuevos objetivos y elaborar un plan de acción. Esto puede mejorar significativamente su calidad de vida. Por lo tanto, vamos a hacerla juntos ahora.

Ve al cuaderno de trabajo, y encontrarás una hoja de trabajo en el capítulo cinco para que la rellenes.

. . .

El concepto de una auditoría de vida es sencillo pero eficaz. La confianza en uno mismo y la honestidad son fundamentales en este proceso.

Completar una auditoría de vida te permite tener el control de tu vida, lo que significa que el estrés tiene menos posibilidades de abrumarte y afectar a tu vida. También significa que estás construyendo confianza porque eres tú quien lleva las riendas.

Recuerde que es muy fácil quedarse atascado en la rutina y, antes de que se dé cuenta, han pasado 5 o 10 años y sigue sin sentirse realizado. Una auditoría evitará que eso ocurra.

Aclarará con qué áreas de su vida se siente a gusto y cuáles necesita mejorar.

6. Pasar un poco de tiempo a solas de vez en cuando

Anteriormente en este capítulo, hablé de la importancia de las conexiones sociales. También mencioné la importancia de desarrollar una fuerte conexión contigo mismo, ya que ésta es la base de todas tus relaciones.

. . .

El tiempo a solas es importante y alimenta el alma. Muchas personas encuentran el tiempo a solas relajante y satisfactorio.

Al vivir en un mundo ajetreado y lleno de caos y estrés, el tiempo a solas te da espacio para recargar las pilas y te ayuda a manejar el estrés diario de forma más eficiente.

Soy consciente de que algunas personas no aprecian pasar mucho tiempo a solas. Personalmente, valoro pasar tiempo a solas, y animo a los demás a que lo intenten.

Empecé a escribir a los 16 años y, desde entonces, mi tiempo a solas ha sido muy valioso para mí. Aprovecho ese tiempo para profundizar en mis pensamientos e ideas y ser creativa. Esto también me ha ayudado a explorar mis valores y objetivos en la vida.

La mayoría de la gente hace propósitos de Año Nuevo y no los cumple. Para evitar esta situación, le sugiero que intente hacer una auditoría de su vida. Es una forma mucho más productiva de ver tus objetivos.

Para mantener viva la motivación, recomiendo volver a la auditoría de vida cada tres o seis meses. No hace falta que esperes hasta el año nuevo para empezar este proceso. Puedes empezar hoy mismo.

Hay muchas áreas en tu vida que pueden beneficiarse de una auditoría de vida, incluyendo el amor, las amistades, la familia, el trabajo, el dinero, la salud, la vivienda o cualquier otra cosa que sea importante para ti.

Evaluar las diferentes áreas puede ayudarte a crear un plan para saber hacia dónde vas y qué te está frenando.

Una auditoría anual de la vida es una forma excelente de determinar y establecer nuevos objetivos y elaborar un plan de acción. Esto puede mejorar significativamente su calidad de vida. Por lo tanto, vamos a hacerla juntos ahora. Ve al cuaderno de trabajo, y encontrarás una hoja de trabajo en el capítulo cinco para que la rellenes.

El concepto de una auditoría de vida es sencillo pero eficaz. La confianza en uno mismo y la honestidad son fundamentales en este proceso.

Completar una auditoría de vida te permite tener el control de tu vida, lo que significa que el estrés tiene menos posibilidades de abrumarte y afectar a tu vida. También significa que estás construyendo confianza porque eres tú quien lleva las riendas.

Recuerde que es muy fácil estancarse en la rutina y, antes de que se dé cuenta, han pasado 5 o 10 años y sigue sin sentirse realizado. Una auditoría evitará que eso ocurra. Aclarará con qué áreas de su vida se siente a gusto y cuáles necesita mejorar.

7. Pasar un poco de tiempo a solas de vez en cuando

Anteriormente en este capítulo, hablé de la importancia de las conexiones sociales.

También mencioné la importancia de desarrollar una fuerte conexión contigo mismo, ya que ésta es la base de todas tus relaciones.

El tiempo a solas es importante y alimenta el alma. Muchas personas encuentran el tiempo a solas relajante y satisfactorio.

. . .

Al vivir en un mundo ajetreado y lleno de caos y estrés, el tiempo a solas te da espacio para recargar las pilas y te ayuda a manejar el estrés diario de forma más eficiente.

Soy consciente de que algunas personas no aprecian pasar mucho tiempo a solas. Personalmente, valoro pasar tiempo a solas, y animo a los demás a que lo intenten.

Empecé a escribir a los 16 años y, desde entonces, mi tiempo a solas ha sido muy valioso para mí.

Aprovecho ese tiempo para profundizar en mis pensamientos e ideas y ser creativa. Esto también me ha ayudado a explorar mis valores y objetivos en la vida.

Pasar tiempo a solas te dará la oportunidad de aprender a ser tu propio mejor amigo. Aprender a hacerlo te quitará el estrés y te dará una sensación de paz interior. Por lo tanto, debes dejar espacio para ello en tu ajetreada vida.

Estar solo no significa estarlo. No es algo que haya que temer o evitar. Hay una diferencia muy real entre estos términos.

. . .

Si estás solo, lo estás por decisión propia. Cuando ese tiempo de soledad se acabe, no dudes en volver a ser una mariposa social.

1. Identifique su propio mantra personal para vivir
   A veces el estrés es inevitable, y no tiene más remedio que enfrentarse a él. Encontrar tu mantra para vivir puede ayudarte a manejar las situaciones estresantes sin dañar tu salud mental. Mientras que el mantra tradicional te da una sensación de paz trascendente, conciencia y claridad, tu propio mantra te muestra una dirección de vida. Además, tu mente subconsciente responde a tu propia voz con más eficacia que a las voces de otras personas.

Un mantra personal auténtico tiene el poder de manifestar una profunda conexión interior, seguridad y confianza en uno mismo. Puedes utilizar tu mantra personal en la meditación, en sesiones de escritura libre o como afirmación diaria. Sea cual sea el mantra que elijas para empezar, deberías repetirlo cada día. Repetir el mantra frente al espejo puede ser una experiencia poderosa. Te inspirará más.

Algunos ejemplos de mantras podrían ser

- Soy fuerte, tengo confianza y puedo hacerlo.

- [cree en mis capacidades.
- El estrés no puede controlarme.
- Hoy va a ser un buen día.

Si tienes problemas para controlar las situaciones de estrés, puedes crear tu mantra personal para recurrir a él cada vez que te sientas ansioso, estresado o abrumado.

Sigue repitiendo tu mantra a lo largo del día. Cuando lo digas, cree en él y tu subconsciente lo recordará.

Tarea de fin de capítulo

En este capítulo te he dado muchos consejos. Tómate tu tiempo para digerir toda la información y pensar en cómo integrarla en tu vida.

Cuidarse y hacer del autocuidado una prioridad es algo que debe tomarse muy en serio.

El autocuidado es la clave de tu salud y felicidad generales, así como de tu capacidad para procesar las emociones y manejar el estrés.

. . .

Para digerir la información de este capítulo y avanzar en este proceso, intente la siguiente tarea:

- Elige una hora en la que sepas que no te van a molestar durante un tiempo.
- Vaya al Cuaderno de Trabajo y abra la hoja de trabajo "La lista de objetivos".
- Escribe una lista de cinco cosas que quieres en tu vida y que no tienes actualmente. Esta será tu lista de objetivos.

Comprometerse a dedicar un día a la semana sólo a uno mismo parece un lujo, pero no lo es en absoluto: es una necesidad.

Anteponer tus necesidades y deseos a los de los demás puede suponer una enorme diferencia para tu salud, tu vida y tu bienestar en general.

Todos nos apresuramos a saltar en ayuda de los que nos rodean, pero nunca somos tan rápidos para saltar a la nuestra.

Una buena manera de remediarlo es dedicar un día a la semana a tu propio cuidado.

Elige bien tu día y trata de hacer cosas agradables en el día elegido. Coma su comida favorita y saludable, salga a caminar, tome un baño caliente o socialice con sus amigos. Haz algo creativo y céntrate simplemente en el número uno: ¡eres tú!

Hacer algo semanalmente que alimente tu alma puede ayudarte a lidiar con las situaciones de estrés mucho más fácilmente.

Si te colocas en lo más alto de tu lista de prioridades y te dedicas un día a la semana, todas las semanas, puedes superar la mayor parte del estrés que entra en tu vida.

El agotamiento es mucho más fácil de experimentar de lo que se cree. Este día de autocuidado puede superarlo.

1. Recompénsese cada día

¿Cuándo fue la última vez que te premiaste por algo y sin motivo alguno?

Si realmente te esfuerzas por eliminar el estrés y mejorar tu vida, empieza con un hábito pequeño pero significativo que puedas desarrollar con el tiempo. Empiece por hacerse un regalo a diario. Puede ser una taza de té con una pequeña porción de pastel, una prenda nueva o un viaje corto.

A menudo creemos que una recompensa para nosotros mismos tiene que ser un acontecimiento raro y costoso que se planifica y se obtiene mediante el trabajo duro. No es necesario planificar una recompensa, ni tampoco hay que esforzarse mucho para merecerla. Para disminuir el estrés y mejorar la felicidad, acostúmbrate a darte un capricho en cualquier momento.

Cuando se trata de mejorar la calidad de tu vida, no debería haber una ocasión obvia para una recompensa. El mero hecho de ser tú es una razón suficiente para hacerlo, incluso cuando tu cartera está vacía. No hace falta dinero para hacer algo bonito por uno mismo.

Algo tan sencillo como leer un libro mientras te das un baño caliente, pedirle a tu pareja que te dé un masaje antes de acostarte o dar un paseo por la naturaleza, puede aportar muchos beneficios, y no cuesta nada.

¿Por qué es tan importante premiarse cada día?

. . .

Recompensarse con un pequeño capricho diario le dará un impulso extra de motivación, felicidad y positividad. Cuando tu cerebro provoca emociones placenteras, es más probable que resuelvas tus problemas y alejes el estrés con facilidad.

Las personas con estrés crónico pueden obtener grandes beneficios al hacer esto.

Las recompensas diarias crean hábitos positivos en nuestra mente y nos enseñan a ver lo mejor en lo peor. En lugar de sentirse agotado, se sentirá rejuvenecido y más capaz de afrontar con confianza los retos de la vida diaria.

2. Los viajes deben ser por prescripción médica.

Ver cosas nuevas, conocer gente nueva, vivir nuevas experiencias, abrir la mente y los ojos… es algo hermoso, y tiene un gran impacto en tu vida y en cómo te sientes con respecto al mundo.

Viajar es muy bueno para la salud mental y es un excelente antiestrés. Puede mejorar la salud de su corazón tanto en el sentido físico como en el espiritual.

. . .

Hay algo muy humilde en ver diferentes culturas y el modo de vida de otras personas. Ayuda a poner las cosas en perspectiva.

Viajar te da la oportunidad de reconstruir tu cerebro, reinventarte y reevaluar tu vida.

Muchas personas que se van de viaje, sea cual sea la forma en que lo hagan, a menudo se sienten cambiadas hasta cierto punto cuando regresan a casa. Se sienten más capaces de dejar pasar las pequeñas cosas, en lugar de permitir que se conviertan en una bola de nieve fuera de control, bajando por una montaña y convirtiéndose en una avalancha.

Viajar puede darle un nuevo comienzo cuando intenta recuperarse de un cambio drástico en su vida, ya sea porque ha perdido su trabajo, se ha recuperado de una enfermedad grave o se ha enfrentado a un divorcio. Interactuar con el mundo que le rodea a través de los viajes puede darle un propósito, aliviar la tristeza y aliviar el estrés.

Además, descubrir nuevos lugares y ampliar tus perspectivas puede hacerte más abierto a actividades y creencias desconocidas. Esto es especialmente cierto cuando se viaja al extranjero.

. . .

Al conocer varias culturas, empiezas a prestar atención a la tuya. Esto puede hacer que reconsideres tus valores y principios y que cambies algunos de ellos para mejor.

Viajar no significa ir de mochilero por el sudeste asiático o Sudamérica, aunque ciertamente puedes hacerlo si lo deseas.

Viajar puede consistir simplemente en un viaje en solitario a un nuevo lugar de vacaciones o en unas cuantas excursiones organizadas a zonas rurales locales, o puede significar ir en un crucero y ver muchos lugares diferentes a la vez. En pocas palabras, viajar significa abrir los ojos y la mente a cosas nuevas y dejar que esas experiencias te enriquezcan.

Viajar puede ayudarte a ser más resistente mentalmente. Viajar solo, por ejemplo, es intimidante y fantástico al mismo tiempo.

Te saca de tu zona de confort y te obliga a superar obstáculos en un entorno desconocido, rodeado de gente que puede no entender tu idioma o que no está familiarizada con tu forma de relacionarte con el mundo.

. . .

La próxima vez que estés estresado o agotado, reserva tu billete y haz las maletas. Puede ser un viaje de un día o unas vacaciones de dos semanas. No sólo descansarás de tus problemas, sino que mejorarás tus habilidades para resolverlos y volverás con una nueva perspectiva de tus problemas.

3. Hacer una auditoría de vida

La mayoría de la gente hace propósitos de Año Nuevo y no los cumple. Para evitar esta situación, le sugiero que intente hacer una auditoría de su vida. Es una forma mucho más productiva de ver tus objetivos.

Para mantener viva la motivación, recomiendo volver a la auditoría de vida cada tres o seis meses. No hace falta que esperes hasta el año nuevo para empezar este proceso. Puedes empezar hoy mismo.

Hay muchas áreas en tu vida que pueden beneficiarse de una auditoría de vida, incluyendo el amor, las amistades, la familia, el trabajo, el dinero, la salud, la vivienda o cualquier otra cosa que sea importante para ti. Evaluar las diferentes áreas puede ayudarte a crear un plan para saber hacia dónde vas y qué te está frenando.

Una auditoría anual de la vida es una forma excelente

de determinar y establecer nuevos objetivos y elaborar un plan de acción. Esto puede mejorar significativamente su calidad de vida. Por lo tanto, vamos a hacerla juntos ahora. Ve al cuaderno de trabajo, y encontrarás una hoja de trabajo en el capítulo cinco para que la rellenes.

El concepto de una auditoría de vida es sencillo pero eficaz. La confianza en uno mismo y la honestidad son fundamentales en este proceso.

Completar una auditoría de vida te permite tener el control de tu vida, lo que significa que el estrés tiene menos posibilidades de abrumarte y afectar a tu vida. También significa que estás construyendo confianza porque eres tú quien lleva las riendas.

Recuerde que es muy fácil quedarse atascado en la rutina y, antes de que se dé cuenta, han pasado 5 o 10 años y sigue sin sentirse realizado. Una auditoría impedirá que eso ocurra.

Aclarará con qué áreas de su vida se siente a gusto y cuáles necesita mejorar.

4. Pasar un poco de tiempo a solas de vez en cuando

. . .

Anteriormente en este capítulo, hablé de la importancia de las conexiones sociales.

También mencioné la importancia de desarrollar una fuerte conexión contigo mismo, ya que ésta es la base de todas tus relaciones.

El tiempo a solas es importante y alimenta el alma. Muchas personas encuentran el tiempo a solas relajante y satisfactorio.

Al vivir en un mundo ajetreado y lleno de caos y estrés, el tiempo a solas te da espacio para recargar las pilas y te ayuda a manejar el estrés diario de forma más eficiente.

Soy consciente de que algunas personas no aprecian pasar mucho tiempo a solas. Personalmente, valoro pasar tiempo a solas, y animo a los demás a que lo intenten.

Empecé a escribir a los 16 años y, desde entonces, mi tiempo a solas ha sido muy valioso para mí. Aprovecho ese tiempo para profundizar en mis pensamientos e ideas y ser creativa.

Esto también me ha ayudado a explorar mis valores y objetivos en la vida.

La mayoría de la gente hace propósitos de Año Nuevo y no los cumple. Para evitar esta situación, le sugiero que intente hacer una auditoría de su vida. Es una forma mucho más productiva de ver tus objetivos.

Para mantener viva la motivación, recomiendo volver a la auditoría de vida cada tres o seis meses.

No hace falta que esperes hasta el año nuevo para empezar este proceso. Puedes empezar hoy mismo.

Hay muchas áreas en tu vida que pueden beneficiarse de una auditoría de vida, incluyendo el amor, las amistades, la familia, el trabajo, el dinero, la salud, la vivienda o cualquier otra cosa que sea importante para ti. Evaluar las diferentes áreas puede ayudarte a crear un plan para saber hacia dónde vas y qué te está frenando.

Una auditoría anual de la vida es una forma excelente de determinar y establecer nuevos objetivos y elaborar un plan de acción. Esto puede mejorar significativamente su calidad de vida. Por lo tanto, vamos a hacerla juntos ahora. Ve al cuaderno de trabajo, y encontrarás una hoja de trabajo en el capítulo cinco para que la rellenes.

. . .

El concepto de una auditoría de vida es sencillo pero eficaz. La confianza en uno mismo y la honestidad son fundamentales en este proceso.

Completar una auditoría de vida te permite tener el control de tu vida, lo que significa que el estrés tiene menos posibilidades de abrumarte y afectar a tu vida. También significa que estás construyendo confianza porque eres tú quien lleva las riendas.

Recuerde que es muy fácil quedarse atascado en la rutina y, antes de que se dé cuenta, han pasado 5 o 10 años y sigue sin sentirse realizado. Una auditoría impedirá que eso ocurra.

Aclarará con qué áreas de su vida se siente a gusto y cuáles necesita mejorar.

5. Pasar un poco de tiempo a solas de vez en cuando

Anteriormente en este capítulo, hablé de la importancia de las conexiones sociales. También mencioné la importancia de desarrollar una fuerte conexión contigo mismo, ya que ésta es la base de todas tus relaciones.

. . .

El tiempo a solas es importante y alimenta el alma. Muchas personas encuentran el tiempo a solas relajante y satisfactorio.

Al vivir en un mundo ajetreado y lleno de caos y estrés, el tiempo a solas te da espacio para recargar las pilas y te ayuda a manejar el estrés diario de forma más eficiente.

Soy consciente de que algunas personas no aprecian pasar mucho tiempo a solas. Personalmente, valoro pasar tiempo a solas, y animo a los demás a que lo intenten.

Empecé a escribir a los 16 años y, desde entonces, mi tiempo a solas ha sido muy valioso para mí. Aprovecho ese tiempo para profundizar en mis pensamientos e ideas y ser creativa. Esto también me ha ayudado a explorar mis valores y objetivos en la vida.

Pasar tiempo a solas te dará la oportunidad de aprender a ser tu propio mejor amigo. Aprender a hacerlo te quitará el estrés y te dará una sensación de paz interior. Por lo tanto, debes dejar espacio para ello en tu ajetreada vida.

Estar solo no significa estarlo. No es algo que haya que temer o evitar. Hay una diferencia muy real entre estos términos. Si estás solo, lo estás por decisión propia. Cuando ese tiempo de soledad se acabe, no dudes en volver a ser una mariposa social.

6. Identifica tu propio mantra personal para vivir

A veces el estrés es inevitable y no hay más remedio que enfrentarse a él. Encontrar tu mantra para vivir puede ayudarte a manejar las situaciones estresantes sin dañar tu salud mental.

Mientras que el mantra tradicional te da una sensación de paz, conciencia y claridad trascendentes, tu propio mantra te muestra una dirección de vida. Además, tu mente subconsciente responde a tu propia voz con más eficacia que a las voces de otras personas.

Un mantra personal auténtico tiene el poder de manifestar una profunda conexión interior, seguridad y confianza en uno mismo. Puedes utilizar tu mantra personal en la meditación, en sesiones de escritura libre o como afirmación diaria.

Sea cual sea el mantra que elijas para empezar, deberías repetirlo cada día. Repetir el mantra frente al espejo puede ser una experiencia poderosa. Te inspirará más.

Algunos ejemplos de mantras podrían ser

- Soy fuerte, tengo confianza, y puedo hacerlo.
- [cree en mis capacidades.
- El estrés no puede controlarme.
- Hoy va a ser un buen día.

Si tienes problemas para controlar las situaciones de estrés, puedes crear tu mantra personal para recurrir a él cada vez que te sientas ansioso, estresado o abrumado.

Sigue repitiendo tu mantra a lo largo del día. Cuando lo digas, cree en él y tu subconsciente lo recordará.

Tarea de fin de capítulo

En este capítulo te he dado muchos consejos. Tómate tu tiempo para digerir toda la información y pensar en cómo integrarla en tu vida.

Cuidarse y hacer del autocuidado una prioridad es algo que debe tomarse muy en serio.

. . .

El autocuidado es la clave de tu salud y felicidad generales, así como de tu capacidad para procesar las emociones y manejar el estrés.

Para asimilar la información de este capítulo y avanzar en este proceso, intenta la siguiente tarea: - Elige un momento en el que sepas que no te van a molestar durante un tiempo.

- Vaya al Cuaderno de Trabajo y abra la hoja de trabajo, La lista de objetivos.
- Escribe una lista de cinco cosas que quieres en tu vida y que no tienes actualmente. Esta será tu lista de objetivos.

## Conclusión

La relajación y la gestión del estrés simplificadas están repletas de consejos y sugerencias, lo que las convierte en una excelente guía para respirar la calma y exhalar el estrés.

Se centra en siete estrategias de eficacia probada para ayudar a gestionar el estrés. Entre ellas se encuentran las siguientes:

1. Desarrollar una mentalidad positiva
 . Reencuadrar los pensamientos negativos
 . Dominar las 4 A's
 . Explorar y aplicar los principios de autocuidado
 . Practicar la meditación y la atención plena
 . Explorar una variedad de técnicas de respiración

2. Aprender a aliviar el estrés en un minuto

## Conclusión

Todas las lecciones de este libro están diseñadas para ayudarte a manejar tu estrés de forma más efectiva, para que puedas sentirte más feliz y relajado.

El cuaderno de trabajo es un lugar ideal para visitar cada vez que sientas que el estrés está aumentando y no estés seguro de cuál es la causa o de cómo manejarlo.

En este libro, también hablamos de los diferentes tipos de factores de estrés y de los desencadenantes. Se le animó a ir al Libro de Trabajo y aplicar los conocimientos a su propia situación.

Identificar tus factores de estrés y conocer tus desencadenantes puede darte el control sobre tus acciones y emociones.

Aprender a vivir el momento es una gran manera de afrontar el estrés. Te presentamos la atención plena y la meditación.

También vimos los ejercicios de respiración profunda y cómo puedes utilizarlos para controlar los picos de estrés, crear paz interior y gestionar con éxito tus emociones.

El autocuidado no es un lujo, es una necesidad. Este es un punto importante que hay que sacar de este libro. Hemos visto diferentes aspectos del autocuidado y las formas de priorizarlos.

## Conclusión

También aprendiste varias técnicas de gestión del estrés que puedes utilizar en el calor del momento, lo que te permitirá superar cualquier situación que se presente en la vida.

Es cierto que el estrés es una parte destacada del mundo moderno, pero eso no significa que esté bien. Si vives en un estado de estrés constante y crónico, afecta a tu felicidad y a tu salud, y te impide vivir tu mejor vida.

Este libro te muestra cómo dar la vuelta a la tortilla del estrés y dedicar tu vida a todo lo que quieres y mereces en su lugar.

Sigue los consejos que te he dado, y con un poco de tiempo y confianza, te sentirás más en control de tu situación que nunca.

Quiero aprovechar esta oportunidad para agradecerle que haya leído este libro. Espero que haya adquirido nuevos conocimientos que le beneficien.

Durante las dos últimas décadas he ayudado a muchos clientes a gestionar con éxito sus niveles de estrés, y sé que seguir los consejos y técnicas que he compartido contigo puede liberarte de las garras del estrés crónico. Asegúrate de tomarte tu tiempo para explorar y probar los diferentes métodos y encontrar los que mejor te funcionen.

Empecemos un movimiento para eliminar el estrés de la sociedad para siempre

www.ingramcontent.com/pod-product-compliance
Lightning Source LLC
LaVergne TN
LVHW021718060526
838200LV00050B/2741